男性不育诊疗139问

主　编　陈其华
副主编　周忠志　羊　美　胡金辉　袁轶峰
编　者　（按姓氏笔画排列）
　　　　刘德果　苏艺峰　李　博　何　望
　　　　张　彪　张　蓉　张家齐　苗润泽
　　　　罗星乐　赵　姣　赵文雪　胡　伟
　　　　徐文静　郭晨璐　涂雅玲　路小轩

科学技术文献出版社
·北京·

图书在版编目（CIP）数据

男性不育诊疗139问 / 陈其华主编. —北京：科学技术文献出版社，2021.1
ISBN 978-7-5189-7498-6

Ⅰ.①男… Ⅱ.①陈… Ⅲ.①男性不育—诊疗—问题解答 Ⅳ.① R698-44

中国版本图书馆 CIP 数据核字（2020）第 253911 号

男性不育诊疗139问

策划编辑：张宪安 薛士滨　责任编辑：薛士滨 周可欣　责任校对：王瑞瑞　责任出版：张志平

出　版　者	科学技术文献出版社
地　　　址	北京市复兴路15号　邮编 100038
编　务　部	（010）58882938，58882087（传真）
发　行　部	（010）58882868，58882870（传真）
邮　购　部	（010）58882873
官方网址	www.stdp.com.cn
发　行　者	科学技术文献出版社发行　全国各地新华书店经销
印　刷　者	长沙鸿发印务实业有限公司
版　　　次	2021年1月第1版　2021年1月第1次印刷
开　　　本	710×1000　1/16
字　　　数	152千
印　　　张	10
书　　　号	ISBN 978-7-5189-7498-6
定　　　价	58.00元

版权所有　违法必究

购买本社图书，凡字迹不清、缺页、倒页、脱页者，本社发行部负责调换

主编简介

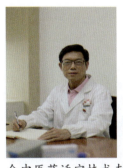

陈其华，湖南省男性疾病中医临床医学研究中心主任，湖南中医药大学第一附属医院中医外科教授、主任医师、医学博士、博士生导师、二级教授、第三批国家优秀中医临床人才、第六批全国老中医药专家学术经验继承指导老师。兼任世界中医药联合会男科专委会常务委员、中国民族医学会男科分会副会长、中国性学会中医性学专委会副主任委员、中国中药协会中医药适宜技术专委会副主任委员、中华中医药学会男科分会委员、中国中西医结合学会男科专业委员会委员、中国中西医结合学会生殖医学专业委员会委员、中国医师协会中西医结合医师分会男科专业委员会常务委员、湖南省中西医结合性与泌尿生殖医学专委会主委。

陈其华教授于1985年毕业于湖南中医学院医疗专业，从事中医、中西医结合男科临床、科研和教学工作30余年，对男性不育的诊疗及养生保健有较深的造诣。在临床上，不仅强调中医辨证论治，同时注重应用现代科学、现代医学的新知识、新技术，多方法、多手段治疗不育症患者，深受国内医学同行及广大患者的一致好评。以主编、副主编或编委身份编写中医外科类著作及教材20余本，发表专业学术论文60多篇，主持省厅级科研课题20余项，同时荣获湖南省科技进步三等奖2项、湖南省科学技术研究成果1项、湖南省中医药科技进步二等奖2项。

内容简介

本书深入浅出地介绍了男性不育的病因病机、检查诊断、治疗预后以及备孕知识及辅助生殖技术等男性生殖相关知识和男性不育的139个常见问题,还详细介绍了治疗男性不育的8个医案。

本书具有科学性、先进性、实用性、可操作性强等特点,采用一问一答的形式编写,并配有插图,通俗易懂、条理分明、言简意赅,可供泌尿外科、男科、妇产科、生殖医学科医师和基层医师、全科医师阅读参考,更是男性不育夫妇及广大青年男女优生优育的高级科普读本。

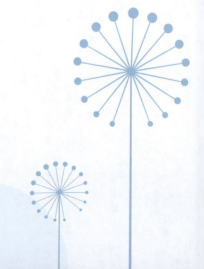

戚　序

男性不育症是男科病主要病症之一，其一不育，其二性功能障碍，其三前列腺疾病。世界卫生组织在近三十年前就指出：不育症将与肿瘤、心脑血管疾病一起成为影响人类的三大疾病之一。

随着环境污染、性传播疾病的蔓延，男性结婚年龄普遍增大，抽烟、酗酒、熬夜等不良生活习惯影响，加之现代社会工作压力大、人际关系复杂、生活节奏快，男性不育症发病率越来越高，占生育年龄人群的 10%~20%。

湖南的男科病、性医学乃至房中术研究由来已久，远则马王堆医学的研究，尤其是房中术研究名闻天下，近代叶德辉编著的《双梅影闇丛书》曾风靡一时。

20 世纪 70 年代，中医男科学崛起，湖南又领风气之先，率先在全国成立了中医男性病医院。1987 年 5 月在湖南沅陵举办了全国第一次男科领域的学术会议——首届全国中医男性学学术研讨会，大会期间成立了我国第一个男科学术团体——中华中医药学会外科学会男性学专业委员会。

陈其华教授所撰写的《男性不育诊疗 139 问》一书，就男性不育症常见的 139 余个问题深入浅出地进行了回答，谈及病因、病症、诊断治疗、生活宜忌等方方面面，患者阅读对不育症的康复大有裨益，即使男科专业人员也可做参考。

临床医生要做好医学科普工作，意在提高老百姓的医学科普知识水平，未病预防，已病早治，懂得配合，促进疾病的尽快康健。

陈其华教授现在是湖南中医男科的领军人物，诊余既要忙于科研课题，又热心于男科医学的科普工作，在今日头条上开设了男科科普专栏，惠人多矣。今利用诊余时间撰写《男性不育诊疗139问》一书，余乐为之序。

中国民族医药学会男科分会会长
中华中医药学会男科分会原主任委员
上海中医药大学附属岳阳医院二级教授

戚广崇

于庚子年二月沪上双万斋

曾 序

中医乃国粹，名医称瑰宝。中医学作为融古代自然科学和社会科学于一体的独立科学体系，其形成和发展源远流长，历经数载长盛不衰，为中华民族的繁衍生息做出了巨大贡献。

从汉代中医学理论体系的初步形成，再经过两千多年的不断发展和演变，现代中医学已经发展成一个完整的科学体系，专科分化不断适应学科的发展需要及疾病谱的不断变化。尤其是中华人民共和国成立后，中医事业得到飞速发展。随着20世纪70年代国外男性学研究热的兴起，男科学逐步从中医内科学、中医外科学中分化出来，形成独立学科。中医男科独立成科至今虽仅近40载，但其不菲业绩、累累硕果令世人折服，尤其是在男子不育、性功能障碍、前列腺疾病等现代医学颇为棘手的疑难病症方面所取得的突破已引起国内外医学界的广泛重视。其中，男性不育症作为男科学的重要内容，也是男科医务工作者重点研究和需要攻克的问题，对男性不育症之科学研究与临床诊治不仅事关患者家庭幸福，更关乎社会和谐，此研究意义深远！

欣闻湖南中医药大学第一附属医院陈其华教授在繁忙临床工作之余组织团队编撰《男性不育诊疗139问》一书，本人再阅书稿，发现该书紧密结合临床实际，列出男性生育相关问题百余条，运用中西医结合理论知识，综合作者三十多年中医男科临床经验，进行逐一解答和论述，并在书中列举典型医案。该书涉及男性不育大部分知识点，文笔流畅，深入浅出，通俗易懂。该书付梓面世，不仅为从事中医男科研究的广大男科同人提供临证参考，还可为广大老百姓，尤其是不孕不育患者提供科普"食粮"，正可谓水到渠成，颇有裨益。

陈其华教授为湖南中医药大学第一附属医院主任中医师、国家二级教授、博士生导师、湖南省男性疾病中医临床医学研究中心主任、国家优秀中医临床人才、第六批全国老中医药学术经验继承指导老师、中国民族医药学会男科分会副会长、中华中医药学会男科分会常务理事、世界中医药学会联合会男科分会常务理事等，堪当名医学者，本人多年敬其德、慕其术，更为同道挚友，乐为其序，以弘扬男科，更好地服务大众、服务健康中国。

世界中医药学会联合会男科专委会会长
中国民间中医医药研究与开发协会生殖与男科分会会长
博士生导师　教授

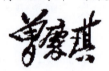

前　言

人类社会的发展离不开人类征服自然、改变自然的过程，更离不开人类自身不断繁衍生息的自然进程。从远古时代女娲造人的神话传说，到历朝历代的上至帝王将相，下至普通百姓，常因无法生育、不能传宗接代而神伤。由此可见，人类繁衍既是一种自然现象，更是人类社会发展的需求。

在科学技术高速发展、社会不断进步的今天，人们的物质生活得到了充分满足，精神生活得到了充分彰显，人们对幸福生活的期望值不断攀升，对生育的关注度也更高。

据世界卫生组织统计，男性精子质量和男性生育能力近三十年呈持续下降趋势，故而不得不将正常成年男性精子质量标准值下调。现在不孕不育问题已从单纯的医学问题演变发展成社会问题，而男性不育原因在不孕不育中所占比例约为40%。如何及早预防、及时发现并正确治疗男性不育症是摆在男科医生面前的棘手问题。每一位男科工作者都有义务为广大老百姓的生殖健康保驾护航。

《男性不育诊疗139问》分为病因病机、检查诊断、治疗预后、备孕知识及辅助生殖技术等几大方面，分别列出男性生育相关知识和常见问题，采用一问一答的编写形式，通俗易懂、言简意赅、条理分明。此外，书中还详细介绍了治疗男性不育的数个医案。既可为专业技术人员提供参考，也可供广大老百姓阅读，从而了解更多有关男性不育诊断治疗和预防的知识。

由于时间较仓促，加之笔者水平所限，本书定有不妥之处，敬请广大读者和专家们批评指正，以便再版时修改、补充和提高。

陈其华

2020 年 3 月于长沙

目 录

一、病因病机 ………………………………………… 1

1. 男性不育症为什么越来越多? …………………… 3
2. 哪些疾病会导致男性不育? ……………………… 4
3. 睾丸偏小会影响生育吗? ………………………… 5
4. 乙肝患者会影响生育吗? ………………………… 5
5. 久坐会影响生育吗? ……………………………… 6
6. 男性不育症会遗传吗? …………………………… 7
7. 拍胸片或做 CT 会影响生育吗? ………………… 9
8. 肾炎会引起不育吗? ……………………………… 10
9. 患癌症后还可以生育吗? ………………………… 11
10. 前列腺摘除术会影响生育吗? …………………… 12
11. 情志因素会影响生育吗? ………………………… 13
12. 体外射精会怀孕吗? ……………………………… 14
13. 精子数量太少会影响怀孕吗? …………………… 15
14. 喜欢跷二郎腿会导致不育吗? …………………… 16
15. 肾虚会导致男性不育症吗? ……………………… 17
16. 引起男性不育的原因有哪些? …………………… 18
17. 晨勃能不能判断生育能力强弱? ………………… 19
18. 少精子症和弱精子症有区别吗? ………………… 19
19. 频繁遗精会影响精子质量吗? …………………… 20
20. 慢性前列腺炎没有治愈时可以生育吗? ………… 20
21. 前列腺炎会引起男性不育吗? …………………… 21
22. 精索静脉曲张会影响生育吗? …………………… 22
23. 弱精子症能生育吗? ……………………………… 23
24. 手淫会导致男性不育吗? ………………………… 24

25. 为什么腮腺炎有可能导致男性不育? 25
26. 阳痿可以生育吗? 25
27. 少精子症能生育吗? 26
28. 不育症容易罹患前列腺癌吗? 27
29. 早泄会影响生育吗? 27
30. 不射精症能生育吗? 28
31. 精液不液化者能生育吗? 29
32. 无精子症是怎么回事? 30
33. 男女双方检查都正常为什么还是不能怀孕? 30
34. 支原体感染会影响生育吗? 31
35. 附睾结核会影响生育吗? 33
36. 生殖器疱疹会影响生育吗? 34
37. 变性人可以生育吗? 34
38. 隐睾症能生育吗? 35
39. Young综合征是怎么回事? 36
40. 逆行射精症可以生育吗? 36
41. 精囊炎会影响生育吗? 38
42. 附睾囊肿会影响生育吗? 39
43. 睾丸鞘膜积液会影响生育吗? 40
44. 包皮过长会影响生育吗? 41
45. 精子正常形态比例低会影响生育吗? 41

二、检查诊断 43

1. 精子为什么会死亡? 45
2. 精子为什么不动? 45
3. 精子是如何产生的? 46
4. 精液量越多越好吗? 47
5. 精子数量越多越好吗? 47
6. 不育和不孕有何区别? 48
7. 确诊男性不育症要做哪些检查? 48
8. 精液变黄色会影响生育吗? 50
9. 如何看精液常规检查报告单? 51

10. 精浆生化检查有何意义? ……………………………… 52
11. 抗精子抗体阳性者能生育吗? ………………………… 53
12. 如何治疗抗精子抗体阳性? …………………………… 54
13. 为什么备孕期要做前列腺液常规及培养检查? ……… 55
14. 如何获取精液标本? …………………………………… 55
15. 什么是不孕不育抗体七项检查? ……………………… 56
16. 什么样的精液是正常的? ……………………………… 57
17. 男性不育症都要做睾丸活检吗? ……………………… 58
18. 精子 DNA 碎片率与不孕不育有何关系? …………… 59
19. 男性不育症如何分类? ………………………………… 60
20. 精液常规检查正常为何还是不能怀孕呢? …………… 61
21. 每次精液常规检查结果为何不一样? ………………… 62
22. 睾丸穿刺找到精子就能生育吗? ……………………… 63
23. 如何判断自己可能患有男性不育症? ………………… 64
24. 备孕前要做哪些检查? ………………………………… 64
25. 备孕多久妻子没有怀孕才考虑去医院检查? ………… 65
26. 精子 DNA 检查有哪些临床意义? …………………… 66
27. 精液 pH 太低对生育有哪些影响? …………………… 67
28. 精子的生成与哪些因素有关? ………………………… 67
29. 精子排出后能长期保存吗? …………………………… 69
30. 妻子反复流产是精子质量差的原因吗? ……………… 69
31. 基因检测可以早期诊断男性不育吗? ………………… 70
32. 男性 Y 染色体异常会影响生育吗? ………………… 71
33. 什么时候做精液检查的结果最准确? ………………… 71

三、治疗与预后 ……………………………………………… 73

1. 男性不育症能治好吗? ………………………………… 75
2. 男性不育症饮食上有哪些注意事项? ………………… 76
3. 治疗男性不育症要多久才能见效? …………………… 77
4. 不育症要男女同治吗? ………………………………… 77
5. 中医能治疗男性不育症吗? …………………………… 77
6. 哪些生活方式能提高生育能力? ……………………… 78

7. 男性不育症有哪些中医证型? ……………………………… 79
8. 中医如何治疗男性不育症? ……………………………… 80
9. 哪些维生素对提高生育能力有帮助? …………………… 80
10. "男吃虾,女吃蟹"有科学依据吗? ……………………… 82
11. 如何判断男性不育症已经治愈? ………………………… 83
12. 备孕期间男性需要补充叶酸吗? ………………………… 83
13. 男性不育症如何就医呢? ………………………………… 84
14. 男性不育症可以通过手术治疗吗? ……………………… 85
15. 提高精子质量的西药有哪些? …………………………… 85
16. 对精子有杀伤作用的常见西药有哪些? ………………… 86
17. 有哪些中成药可以治疗男性不育症? …………………… 87
18. 哪些中药能提高精子质量? ……………………………… 88
19. 哪些中药有杀伤精子的作用? …………………………… 89

四、备孕知识 …………………………………………………… 91

1. 备孕期间,男性要注意哪些事项? ……………………… 93
2. 妻子分娩多久才能再次怀孕? …………………………… 94
3. 生育能力与体质强弱有关吗? …………………………… 95
4. 男性哪个年龄阶段最适合生育孩子? …………………… 96
5. 哪些食物有利于提高精子活力? ………………………… 97
6. 吃药后多久怀孕较好? …………………………………… 98
7. 怎样过性生活才能提高妻子怀孕的概率呢? …………… 99
8. 生男孩、生女孩是男方决定的吗? ……………………… 100
9. 生双胞胎是男方决定的吗? ……………………………… 101
10. 男性一生大约要排出多少精液? ………………………… 102
11. 男性到哪个年龄就没有生育能力了? …………………… 103
12. 针灸可以治疗男性不育症吗? …………………………… 104
13. 按摩哪些穴位有利于提高生精功能? …………………… 105
14. 穿紧身裤对生育有影响吗? ……………………………… 105
15. 经常泡温泉会影响生育吗? ……………………………… 106
16. 哪些职业容易引起男性不育? …………………………… 106
17. 备孕期间,禁欲多久同房合适? ………………………… 107

18. 同房后多久才能检测是否怀孕？ …………………… 108
19. 连续多次同房后，精液里面会有精子吗？ ………… 109
20. 精子在女性体内存活的时间有多长？ ……………… 110
21. 为什么生育了第一胎，第二胎怀不上呢？ ………… 111
22. 男性什么时候开始有生育能力？ …………………… 112
23. 备孕多久怀孕最好？ ………………………………… 113
24. 夫妻生活时如何注意外阴保洁？ …………………… 114
25. 吃中药期间，妻子可以怀孕吗？ …………………… 116
26. 吃小苏打片剂或喝碱性水真的可以提高生男孩的概率吗？ …… 116
27. 服用"伟哥"后"中奖了"，对胎儿有影响吗？ ………… 117

五、辅助生殖技术 …………………………………… 119

1. 人工授精与试管婴儿的区别是什么？ ……………… 121
2. 哪些人可以考虑做试管婴儿？ ……………………… 122
3. 试管婴儿是怎么回事？ ……………………………… 123
4. 试管婴儿的流程是怎样的？ ………………………… 125
5. 试管婴儿精子是如何筛选的？ ……………………… 126
6. 精子正常为什么做试管还是不成功？ ……………… 127
7. 试管婴儿会影响孩子将来的智力吗？ ……………… 129

六、典型医案 ………………………………………… 131

1. 萆薢渗湿汤加减治疗精液液化不良 ………………… 133
2. 温阳补肾汤治疗少精子症 …………………………… 134
3. 养阴补肾汤治疗弱精子症 …………………………… 136
4. 从治疗早泄到圆其二胎梦 …………………………… 137
5. 治弱精症之温阳补肾汤 ……………………………… 139
6. 不射精症医案 ………………………………………… 140
7. 治阳痿医案 …………………………………………… 142
8. 治畸形精子症医案 …………………………………… 143

一、病因病机

一、病因病机

1. 男性不育症为什么越来越多？

根据世界卫生组织统计，全世界育龄夫妇中不孕不育的比例约占10%～15%。在所有不孕不育患者中，因男性不育所引起的约占40%，导致男性不育的原因以男性精液质量异常最多见。

精子的产生与生长发育是多因素共同作用的结果，如高温和寒冷环境都会严重影响生精细胞的功能；烟草中产生的尼古丁和多环芳香烃类化合物则会引起睾丸萎缩和精子形态改变；酒精对人体肝脏和男性睾丸都有直接的影响，长期酗酒致使精子畸形率升高，性腺发生退化性改变；睾丸萎缩，导致生殖能力降低；睡眠不规律及长期过度脑力劳动可引起内分泌紊乱，进而导致精液生成异常，精子质量下降；长期吃芹菜、豆制品等食物亦可对精液质量产生不利影响；目前市面上各种保健品泛滥，有些含有性激素或类似成分，亦会影响睾丸的正常生精功能；办公室一族和司机及久坐和缺乏运动者可使睾丸、附睾和精索受压，睾丸、附睾内血液循环受到影响；泡热水澡、蒸桑拿、裤子过于紧厚可导致睾丸局部温度升高，不利于精子生成；农药、除草剂、杀虫剂、汽车尾气中的物质如二氧化硫、二噁英及部分重金属可使男性的睾丸形态发生改变，精子数量减少、生精能力降低。另外，长期接受放射线、微量元素缺乏等都会引起精子质量的下降。

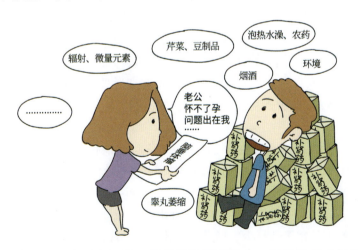

精子的生成与多因素相关，易受外界因素影响，现代许多成年男性有各种不良生活习惯，故男性不育症的发病率越来越高。

2. 哪些疾病会导致男性不育?

导致男性不育的常见疾病有以下几种:

(1) 精液异常:主要包括无精子、少精子、弱精子、血精、精子畸形和死精子等情况。

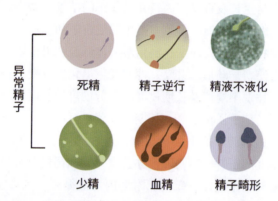

(2) 生精障碍:如精索静脉曲张、先天性睾丸发育不良、隐睾、睾丸炎或睾丸萎缩、内分泌疾病等,均可引起生精障碍、精子数量减少、活动力降低、精子成活率下降或精子畸形等。

(3) 输精通道阻塞:如附睾、输精管、射精管和尿道的病变,可造成精液输送功能的障碍,临床上通常表现为梗阻性无精子症。

(4) 射精功能障碍:如阳痿、外生殖器畸形、外伤等,以致不能性交或早泄、逆行射精等,精液不能进入女性生殖道内,导致不育。

(5) 先天发育异常:如双侧隐睾使青春期后睾丸发育受到影响,曲细精管萎缩,妨碍精子产生,导致不育;先天性睾丸发育不全也不能产生精子。

(6) 全身性疾病:慢性消耗性疾病如长期营养不良、慢性中毒(吸烟、酗酒)、精神过度紧张等,均可能影响精子产生和精子质量;性生活过频可使排精量减少。

(7) 局部原因:腮腺炎并发的睾丸炎可导致睾丸萎缩,使睾丸不能产生精子或产生的精子数量少、形态或活动力不正常;睾丸结核使睾丸组织遭受破坏;精索静脉曲张可影响睾丸产生精子的功能。

(8) 免疫因素:由于炎症及其他疾病的影响,精子、精浆可以在体内

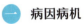

产生对抗自身精子的抗体而造成男性不育，射出的精子发生自身凝集而不能穿过宫颈黏液，影响受孕。

3. 睾丸偏小会影响生育吗？

正常睾丸大小是有标准值的，一般来说，成人每颗睾丸大小正常值在 15～25 ml，临床上一般低于 12 ml 提示睾丸体积偏小。睾丸体积的大小可以在医院通过彩超检查时测量获得，如果不想去医院做 B 超检查，也可以按照日常的生活经验做出初步的判断。如果睾丸大小如大枣或更大，提示基本正常。

睾丸大小对生育有一定的影响，睾丸偏小的原因分生理性和病理性两种。生理性的睾丸偏小，只要是能够产生足量的且有正常活力的精子，一般对生育不会产生影响。病理性的睾丸偏小可以由多种原因引起，最常见的有慢性消耗性疾病、内分泌障碍、持续高热、长期睾丸疼痛、腮腺炎合并睾丸炎、服用大量雌性激素、睾丸梅毒、睾丸肿瘤等。这些病症均可使睾丸变小甚至萎缩，以至于体积低于正常值。病理性的睾丸萎缩变小，通常使曲细精管的精原细胞或精母细胞受累，当这些细胞发生萎缩，不能产生精子，或受到损伤不能产生正常精子，就表现为睾丸体积变小。

病理性睾丸偏小常常伴有男性不育症，但由于具有分泌雄激素的间质细胞较少累及，所以一般不影响男性生殖器官和男性副特征的发育。从临床实际情况来看，睾丸严重萎缩以致发生男性不育症者并不多见。睾丸萎缩伴有生育功能障碍，可以进行睾丸显微取精活检术等检查。总之，睾丸大小对生育功能的影响程度，建议在医院做精液常规检查及其他相关检查后再作出判断。

4. 乙肝患者会影响生育吗？

乙肝患者是指乙型肝炎病毒检测为阳性，临床表现为乏力、厌食、恶心、腹胀、肝区胀痛不适等症状，肝大，质地为中等硬度，有轻压痛。病情重者可伴有肝病面容、蜘蛛痣、肝掌、脾大，肝功能异常或持续异常。

乙肝患者在备孕期间需要完善相关检查，如肝功能、乙肝五项、乙肝病毒 HBV-DNA 等检查。男性乙肝患者，如果肝功能正常、HBV-DNA 阴性时，对生育的影响相对较小，可以正常生育，只是在备孕期间注意乙肝病毒HBV-DNA数量即可。

女性乙肝患者，对生育可能会有一定的影响。乙肝病毒携带者怀孕生孩子容易导致生产时对胎儿进行母婴传播，并且怀孕会加重乙肝病毒携带者孕妇的病情。如果在怀孕后方查出为乙肝病毒携带者，如肝功能不正常和（或）HBV-DNA阳性时，考虑乙肝病毒复制引起，可以给予积极的抗乙肝病毒治疗，或者考虑终止妊娠，待治愈后再要孩子，否则，对孕妇和孩子都有较大的风险；如肝功能正常，则可以考虑继续妊娠，但是如果HBV-DNA阳性时，传染给孩子的风险会较高。

夫妻一方或双方是乙肝病毒携带者，HBV-DNA阳性或肝功能异常时，说明病毒复制活跃，病情处于活动期，传染性较大，这种情况下是不建议考虑怀孕的。尤其是在肝功能异常时，怀孕中后期或生小孩时可能给孕妇带来生命危险。因此，肝功能异常者必须经治疗使肝功能正常，且HBV-DNA转阴后再考虑怀孕。

乙肝是传染病，主要是通过血液的直接接触、性交、母婴传播三种方式传播，建议产后第一时间给宝宝注射乙肝高效价免疫球蛋白和乙肝疫苗进行母婴阻断治疗，防止乙肝传染给宝宝。

5. 久坐会影响生育吗？

随着人们工作方式的改变、生活节奏的加快、网上休闲等娱乐活动的普及，久坐不动已经成为现代人的主要生活方式，人们已经习惯坐一整天的工作及生活模式。男性久坐后睾丸周围温度升高，下半身血液循环受到压迫；前列腺也会受到影响，长期压迫前列腺可能引起慢性前列腺炎。

（1）正常情况下睾丸的温度低于人体的正常体温，如果长期久坐会导致男性生殖器部位温度过高，不利于精子的生长。

（2）前列腺是男性特有的性腺器官，前列腺炎是最常见的男性病之一。男性长期久坐的话，影响局部血液循环，易导致前列腺腺管压迫阻塞，腺液排泄不畅，造成前列腺慢性充血，引起前列腺炎，也有可能对性功能产生影响。前列腺炎久治不愈对精液的量及其成分都有一定的影响，进而会影响精子质量。

（3）长期久坐很容易引起腰椎方面问题，腰部是男性性生活过程中的

一、病因病机

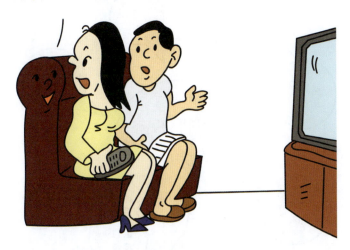

想怀孕，坐1~2小时后就起来活动一会！

主要发力部位，腰背部的力量主要依靠腰背部肌肉群，腰背部功能损伤也会对性功能造成影响，出现男性性欲下降，甚至出现阳痿性男性性功能障碍，从而对生育造成影响。

总之，长期久坐有可能会导致性功能下降和精子质量下降，从而影响生育。建议平时最好1~2小时就起身适当活动身体，尤其是不要长时间坐较硬的椅子，尽量减少长时间对生殖器官的压迫，适当多喝水，不要憋尿。

6. 男性不育症会遗传吗？

引起男性不育的原因很多，其病因分类可根据生育能力分为绝对不育（如无精子症）和相对不育（如精子数量少或精子活力低等），按临床表现可分为原发性不育和继发性不育，按性器官病变部位可分为睾丸前性、睾丸性、睾丸后性不育。

男性不育的原因比较复杂，约20%男性不育与遗传有关，而原发性无精子症患者携带遗传缺陷的比例高达30%，因此建议所有无精子症患者进行遗传学筛查。国内外有研究发现，在无精子症患者中，染色体异常核型主要为性染色体数目异常和结构异常；在少精子症患者中主要为常染色体结构异常。染色体异常引起的男性不育虽有不同的临床表现，但是共同的特征是影响精子的发育，导致少精、无精或精子异常。

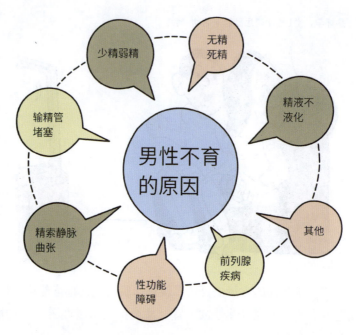

男性不育患者的遗传物质主要问题表现在以下几个方面。

Ⅰ. 染色体数目异常

(1) 常染色体数目异常：人类体细胞的染色体为46条（23对），分别来源于父亲和母亲，称为双倍体；精子或卵子的23条染色体称为单倍体。常染色体数目异常，也会影响精子生成。如唐氏综合征，家族发病率高，表现为智力障碍、头面部四肢畸形和多脏器发育异常。本病合并有性腺功能减退，男孩常有隐睾、生精细胞数目减少或生精阻滞。患者多于10岁以前死亡，幸存者常无青春期发育，无生育能力。

(2) 性染色体数目异常：最常见的疾病是克氏（Klinefelter）综合征（染色体核型为47，XXY），在非梗阻性无精子症患者中，发生率高达1/7。受影响的人通常睾丸小而结实，伴有输精管透明化和伴随的精子生成失败，所以，其中90%男性患有无精子症，剩余男性有严重的少精子症。研究表明，克氏综合征出现无精子现象，是由于过多的X染色体剥夺了Y染色体对男性的决定作用，抑制了睾丸曲细精管的成熟，使其发生退行性变。临床早期表现为促卵泡激素和黄体生成素显著增高，睾酮水平显著降低。此外，嵌合的克氏综合征也存在精子甚至自然受孕。这种综合征在患者年轻时早期得到诊断明显是有利的，因为可以提早冷冻保存睾丸精子来保存生育能力。

Ⅱ．染色体结构的异常

（1）常染色体结构异常：常染色体结构异常主要是罗氏易位、倒位和相互易位。

（2）性染色体结构异常：Y染色体AZF区域微缺失被认为是导致原发性无精子和少精子的重要遗传因素。Y染色体上面存在一个与生育相关的关键因子的区域，称为AZF区。如果这个区域的某一片段发生微小缺失，就可能引起生精功能障碍，造成无精子或少精子，最终导致男性不育。

Ⅲ．基因突变

精子发生和成熟是一个复杂的过程，仅睾丸特异性表达的基因就有1000多个，其他调节下丘脑－垂体－睾丸轴的基因则更多。这些基因不仅数量众多，而且每一个基因的突变也缺少明显的特点。近年来发现了多个男性不育相关基因，如位于人12号染色体的*SYCP*3，其基因突变与男性不育和女性流产有关。

如果是以上原因所致的不育，是有一定的遗传倾向的。

7. 拍胸片或做CT会影响生育吗？

拍胸片或做CT等检查时都要接受放射线的照射，这种放射线对人体是有害的，对男性精子质量也有一定影响，有可能影响生育功能。

相信大家对拍胸片或做CT等检查并不陌生，在生病或健康体检时，这些检查是必不可少的，胸片或CT是一种常见的具有放射性的检查方法。胸片是根据人体组织的不同密度对放射线的吸收与透过率不同形成一张静态的图片，可通过观察局部组织的厚度和密度差别来分辨人体较小部位的病变，胸片具有快捷、简便、经济等特点，能清晰地记录肺部的大体病变，如肺部炎症、肿块、结核等。

CT就是多层螺旋扫描，多层指的就是一层一层的断面到最后把整个器官分成若干个层面来完成扫描，CT扫描的放射线辐射量明显大于胸片。CT具有无痛、快速、方便、准确性较高等特点，常用于颅脑、胸部、肾脏、肝、胆、脾、胃肠道、骨关节及软组织、脊柱、鼻咽部、肾上腺等部位的检查，最适合于查明占位性病变如肿瘤、囊肿、增大的淋巴结、血肿、脓肿，以及肉芽肿的大小、形态、数目和侵犯范围等。

一次胸片或CT检查对人的身体危害不大，但对男性的精子质量可能有损伤。精子每天都在产生，一般精子从产生到成熟需要90天，也就是说3个月后身体里面的精子细胞都要更新换代一次，不好的已经淘汰掉了，在接受放射线后3个月再怀孕，就是比较好的精子细胞。另外，拍完胸片或做完CT后，可以多吃一些水果、蔬菜类的食物，这样能够有效地尽快排除体内的放射线。另外，女方在接触放射线后，最好3个月内不要怀孕，以免引起胎儿畸形。

8. 肾炎会引起不育吗?

肾炎是由免疫介导的、炎症介质（如补体、细胞因子、活性氧等）参与的，最后导致肾固有组织发生炎性改变，引起不同程度肾功能减退的一组肾脏疾病。肾炎的主要临床表现为乏力、腰部疼痛、纳差、肉眼血尿、水肿、高血压、肾功能异常、尿量减少（部分患者少尿）、充血性心力衰竭等。肾脏的生理功能主要是排泄代谢产物及调节水、电解质和酸碱平衡，分泌多种活性物质，维持机体内环境稳定，以保证机体的正常生理功能。引起肾炎的病因很多，如细菌感染、病毒感染、寄生虫感染、霉菌感染、自身免疫、药物、遗传、环境等。

肾炎的治疗原则包括一般治疗、针对病因治疗和并发症治疗。

（1）一般治疗：包括避免劳累，去除感染等诱因，避免接触肾毒性药物或毒物，采取健康的生活方式（如戒烟、适量运动和控制情绪等），以及合理饮食。

（2）针对病因治疗：常用药物包括糖皮质激素及免疫抑制剂。血液净化治疗如血浆置换、免疫吸附等有效清除体内自身抗体和抗原－抗体复合物。

（3）并发症治疗：肾脏病患者常存在多种并发症，如代谢异常、高血压、冠心病、心力衰竭和肝硬化等，都可能加重肾脏病的进展，应积极治疗。

（4）中药治疗：中药治疗肾炎有较好疗效。

总之，肾炎对患者本身造成的伤害是非常大的，平时生活中我们要预防肾炎的发生，一旦出现肾炎要及早进行治疗，避免病情严重，甚至影响生育功能。

9. 患癌症后还可以生育吗？

患癌症后能否生育要具体情况具体分析，因人而异，有的癌症患者一样可以生儿育女，主要看癌症的类别和病变程度。

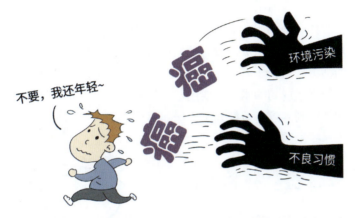

癌症患者是否能生育要看癌症种类，癌症是一种恶性肿瘤，常呈浸润性迅速生长，不形成包膜，形态多种多样，表面不光滑，界限不明显，常形成溃疡，伴有疼痛，易出血，质地软硬不均，无弹性和压缩性，容易转移、复发，常伴有贫血、消瘦等恶病质。一般可以通过组织学等病理检查来明确，癌的名称可以根据发生的部位来命名，如消化系统、运动系统、呼吸系统、泌尿系统、生殖系统、内分泌系统、免疫系统、神经系统和循环系统等部位的肿瘤，如称为胃癌、食管癌、肺癌、膀胱癌、阴茎癌等。若为生殖系统肿瘤则不宜生育，如阴茎癌可能有遗传性。阴茎癌是由于男性的生殖器官发生了癌变，加上癌细胞的种种特性，所以阴茎癌患者一般生育能力下降。这是因为癌细胞在生殖器中可能会对精子进行吞噬，造成精子活力下降，阴茎癌的治疗需要及时手术治疗，通常会切除部分阴茎，必要时还需进行腹股沟淋巴清扫术、联合化疗或者放疗进行治疗。

恶性肿瘤病情严重程度主要根据肿瘤细胞的分化程度和有无转移来进行判断。肿瘤的分化程度是指肿瘤细胞与其相应组织的正常细胞的相似度，越接近正常细胞其分化程度越高，其恶性程度相对较低，与正常细胞差异越大,其分化程度较低,其恶性程度更高。故恶性肿瘤患者分化程度低和已经转移者不宜生育,如果生育,则癌细胞有可能传递给妻子或遗传给下一代。当发现恶性肿瘤后,应当及时、系统、规范地进行治疗,由此或多或少会受到病痛的折磨,生育方面需要慎重,多方面权衡利弊。

10. 前列腺摘除术会影响生育吗?

前列腺是男性特有的泌尿生殖系统器官之一,前列腺是位于膀胱出口处围绕尿道的腺体,前列腺的主要功能是分泌前列腺液和部分控制排尿功能。前列腺液是精液的重要组成部分,前列腺液中含有多种酶和营养物质,可以增加精子的活力,对精子有营养作用,所以,前列腺摘除术对生育可能有影响。前列腺摘除术或切除术,主要用于治疗前列腺增生症和前列腺癌,而前列腺增生症和前列腺癌一般好发于中老年男性。

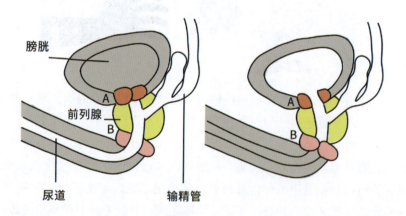

前列腺增生症的早期症状为尿频、夜尿增多、尿痛、进行性排尿困难及间断排尿等,伴有排尿时间延长、射程不远、尿线细而无力、小便分叉、有排尿不尽感,严重者可发生急性尿潴留等。轻度良性前列腺增生症可以通过饮食和生活习惯来调节,如睡前少喝水,避免辛辣饮食,少饮酒。中度前列腺增生症可以通过中西医治疗,如非那雄胺片(保列治)、盐酸坦洛新缓释片(积大本特)等西药,配合中药辨证处方用药,可缩小前列腺体积,扩张尿道,从而改善上述症状。严重良性前列腺增生症患者对药物治疗无效时可以考虑手术治疗。

前列腺癌是指发生在前列腺的恶性肿瘤。前列腺癌常见的病理类型包括腺癌、导管腺癌、尿路上皮癌、鳞状细胞癌、腺鳞癌等，其中前列腺腺癌占95%以上，因此，通常我们所说的前列腺癌就是指前列腺腺癌。前列腺癌早期常无明显症状，中后期可表现为进行性排尿困难，如尿线细、射程短、尿流缓慢、尿流中断、尿后滴沥、排尿不尽、排尿费力等，还有尿频、尿急、夜尿增多，甚至尿失禁等。肿瘤压迫直肠可引起大便困难，也可压迫输精管引起射精缺乏，压迫神经引起会阴部疼痛，并可向坐骨神经放射。前列腺癌进展可出现转移症状，侵及膀胱、精囊、血管神经束，引起血尿、血精、阳痿，容易出现盆腔淋巴结转移和发生骨转移，引起双下肢水肿或癌性骨痛等。对于前列腺癌早中期患者可采用根治性治疗方法，如根治性前列腺切除术、内分泌治疗+放射治疗。对于晚期前列腺癌患者应采取综合治疗方法，以期提高生活质量。

总之，前列腺摘除术或切除术后，可能影响精子质量和性功能，如少弱精症、逆行射精、阳痿等。因此，还有生育要求者，一般不主张施行前列腺摘除术。

11. 情志因素会影响生育吗？

情志是机体对外界环境刺激的不同情绪反应，其中有代表性的七种正常情志活动如喜、怒、忧、思、悲、惊、恐称为"七情"，任何事物的变化都有两重性，既能有利于人，也能有害于人。同样，人的情绪、情感变化，亦有利有弊。如《养性延命录》所说："喜怒无常，过之为害。"《三因极一病证方论》则将喜、怒、忧、思、悲、恐、惊列为致病内因。对于情志因素在疾病发生发展中的地位，对于情志治疗的意义，对于调神摄生的重要性等，在明、清时期有了新的进展和特点，如《摄生集览》中提出"养神为首"，即虽然保养之法数不胜数，但养神是第一位的。在睡眠与精神的关系方面认为，不寐与情志有关，倡导"入寐之法，首在清心"。

过激或持久的抑郁、悲痛可影响身体的正常生理功能，其对脏腑功能的影响最大，脏腑中以肝、肾、心、脾为主，其中肝的疏泄功能的失常是情志因素导致不育的关键，肝气有结，疏泄失常影响生精和排精功能，可降低精子的活力导致射精功能障碍。

过激或持久的情志变化，超越了人体正常的生理活动范围，还可导致人体气机紊乱，脏腑气血失调，从而容易导致性功能障碍的发生。如果男女双

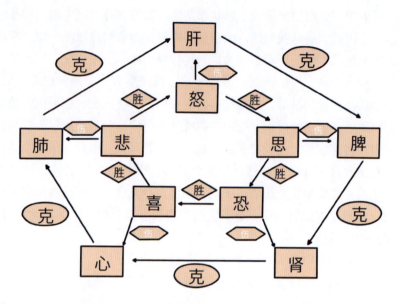

方不是在愉悦的环境中同房,则受孕的可能性也会大大下降,所以要想尽快生出健康的宝宝,男女双方必须保持愉悦的心情。

12. 体外射精会怀孕吗?

体外射精是不可能完全阻止怀孕,在性交的时候,人们判断射精的时间并不准确,在有明显的射精动作之前,可能就已经有少许精液从尿道口溢出,溢出的精液中极有可能含有精子。有的男性射精时甚至本人毫无感觉,尤其是新婚,情绪激动、感情冲动、经验不足,很难恰到好处地掌握这一时机,而有的男性没有射精却总觉得自己已经射了。

《体外射精,真的安全吗》

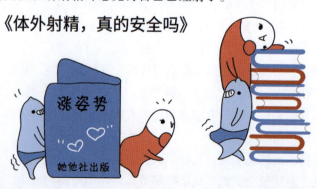

一 病因病机

精子进入女性体内后,经过道道关卡,最终能够到达输卵管受精部位的精子也就所剩无几了;但是,精子只要进入输卵管内,就具有很强的授精能力,女性就有可能受孕。如果月经推迟一周以上,女性可以用试纸检测排除是否怀孕。如果不准备怀孕时,一定要采取安全有效的避孕措施。体外射精是在接近性高潮、即将射精的瞬间人为中断性交,经常这样可能会导致中枢神经和腰骶部射精中枢的功能发生障碍,甚至导致功能性不射精症,所以建议最好不要用体外射精的方法来避孕。体外射精虽然使怀孕的概率降低,但仍有怀孕的可能性,建议最好用避孕套避孕,这样既简单又卫生安全。如果是长时间都没有怀孕计划,可以上宫内节育器避孕。

二 13. 精子数量太少会影响怀孕吗?

正常情况下,成年男性一次排精量为 1.5~6 ml,颜色为灰白色或乳白色,长时间未排精者可为浅黄色。精液液化时间为 30~60 分钟,精子成活率 >60%,每次排出的精子总数应为 4000 万~6000 万个。如果每次排出的精子总数太少,或精子成活率太低,或精子的活力水平太低,都有可能影响怀孕。

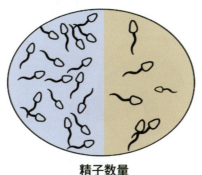

男性精子数量太少或精子活力水平低下与睾丸功能异常、射精障碍、免疫失调、精子通道梗阻、内分泌失调、附属腺炎症、精索静脉曲张等先天或后天的疾病有关,还与化学工业造成的空气、水等环境污染,各种辐射,以及抽烟、喝酒、熬夜等不健康的生活方式等有关。这些都有可能影响睾丸的生精功能。

男性每次射出的精液中的精子在阴道酸性环境中会失去活力或死亡，只有极少数精子能够克服重重阻力到达输卵管，如果精子的数量太少或精子活力水平太低，到达输卵管的精子数量就会很低，那么与卵子相遇形成受精卵的机会就下降，因而受孕概率就大大降低。

要想提高怀孕的概率，除了明确病因后进行针对性治疗，还可以从生活起居中多加注意，如戒烟酒，远离辐射，远离各种有害的化学物质，避免长期久坐，不要长期穿紧身内裤等，加强锻炼身体，适当增加营养，多吃蔬菜、水果，多摄入含锌、硒高的食品。这些方法可以使精子数量增多，精子活力水平提高等。

14. 喜欢跷二郎腿会导致不育吗？

一坐在椅子上就跷起二郎腿是很多人的习惯，觉得这样比较舒服。当听到他人说跷二郎腿有害身体健康时，更是满脑疑问，这么普遍的习惯动作居然会有害？

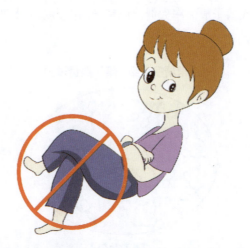

对于男性来讲，跷二郎腿时，两腿通常会夹得过紧，使大腿内侧及外生殖器周围温度升高。这种高温会损伤精子，长期如此可能影响生育。精子生存的最适宜温度为35℃左右，低于腹腔内部温度（37℃），这也是人类的阴囊之所以悬吊于腹腔之外的原因。当温度升高到37～38℃时，精子的活力会大大降低，甚至可能导致不育症。先天性隐睾症（睾丸停留在腹腔，未下降至阴囊）患者不育也正是因为如此。

另外，跷二郎腿还可能会对前列腺造成不良影响，导致前列腺炎。前列腺所分泌的前列腺液是精液中的主要成分之一。正常分泌的前列腺液对保障精子活性和授精能力非常重要。如果长时间跷二郎腿，会阴部的压力增加，前列腺的血液运行受到明显影响，分泌功能会下降；同时阴部、尿道口部位的温度增高，有利于细菌繁殖，逆行性感染至前列腺，从而发生前列腺炎。

所以，长期跷二郎腿可能会影响男性生育，建议跷二郎腿最好别超过10分钟，两腿切忌交叉过紧；如果感觉大腿内侧有汗渍渗出，最好在通风处走一会儿，以尽快散热。

15. 肾虚会导致男性不育症吗？

肾虚是一个常见的中医名词，中医所讲的"肾虚"概念中的"肾"，不仅指解剖学上的肾脏，而是一个生理作用相当广泛，与人体生殖、生长发育、消化、内分泌代谢等都有直接或间接关系的中医的五脏之一。肾虚指的是肾脏精气阴阳不足。肾虚的种类有很多，其中最常见的是肾阴虚、肾阳虚。肾阳虚的症状为腰膝酸冷，畏寒肢冷，尤以下肢为甚，精神萎靡，面色㿠白或黧黑，性功能下降，舌质淡，脉沉细；肾阴虚的症状为腰膝酸软，眩晕耳鸣，失眠多梦，形体消瘦，潮热盗汗，五心烦热，咽干颧红，溲黄便干，舌质红少津，脉细数。

中医认为肾藏精，主生殖，为先天之本，生命之根，主骨且生髓充脑，在体为骨，开窍于耳，其华在发，肾又主水，并有纳气功能。一般来说，肾藏元阴元阳，为人体生长发育之根，脏腑机能生理之本，一有耗伤，则诸脏皆病，故肾多虚证。肾虚意味着肾气亏耗、肾精不足等，常表现在神经体液、机体免疫、内分泌、泌尿生殖、生长发育等系统功能方面出现衰退现象。中医古典著作中对于肾与生殖的关系有特别重要的论述，如《黄帝内经》指出"肾气盛，则有子"。《难经》里说"肾在男子以藏精，女子以系胞"。由于肾与生殖机能的特殊关系，因此，许多男性不育症患者，追溯其病根，往往与肾虚有关。

肾虚有可能会导致少弱精症、阳痿、早泄等疾病的发生，可能导致精子质量降低，严重时引起男性不育等。常见多因肾气虚，或因禀赋素弱、先天肾气不足，或后天早婚、房事不节、房劳过度，或性功能下降，或手淫成性，损伤肾气，其生精养精之功能失常，以致精子活力下降甚至出现精子死亡等。还可能因为素体阴血不足，或过用温燥劫阴之品，或情志内伤，阴精暗耗等，引起肾阴不足，阴虚火旺，热灼肾精，以致精子活力下降。当肾虚引起男性不育症或出现临床症状影响生活时，建议到正规中医院进行辨证论治按处方用药治疗。

16. 引起男性不育的原因有哪些？

正常育龄夫妇生活在一起，有正常的性生活，多数半年左右，即可受孕。一般于婚后第一年中约80%可以怀孕生育，第二年又增加10%，2年共90%。婚后2年仍未生育，又未采取避孕措施，原因在男方的称为男性不育症。如果婚后从未生育的叫原发性男性不育症。如果男子婚后有过生育史，而后不能生育者，叫继发性男性不育症。

引起男性不育的原因很多，既有器质性疾病导致的，也有功能性疾病引起的；既有生殖系统本身疾病引起的，也有全身性疾病所致者。不同的疾病产生的临床表现不同，有的男性不育症甚至没有明显的临床症状。常见导致男性不育的原因如下。

（1）染色体异常：常见的有男性假两性畸形、克氏综合征和XYY综合征。

（2）内分泌疾病：如促性腺激素缺乏。常见的有选择性促性腺功能低下型性机能减退，即Kallmann综合征；选择性LH缺陷症和FSH缺陷症；肾上腺皮质增生症；高泌乳素血症等。

（3）生殖道感染：生殖道炎症如前列腺炎、附睾炎、睾丸炎、尿道炎等久治不愈时，会影响精子的生成和运动，从而导致不育。

（4）输精管道梗阻：影响精子的输送和排出。

（5）睾丸生精功能异常：常见于隐睾、精索静脉曲张、毒素影响、磁场影响、高热和外伤等因素皆可引起睾丸生精障碍。

（6）精子结构异常和精浆异常：影响精子的运动、获能和顶体反应等。

（7）免疫性不育：许多原因可导致男性自身产生抗精子抗体和女性产生抗精子抗体，从而引起男性不育。

（8）男性性功能障碍：阳痿、早泄、不射精和逆行射精等皆可引起男性不育。

17. 晨勃能不能判断生育能力强弱？

大部分男性在早上醒来时都会出现晨勃，这种现象其实是一种正常的生理现象，但是晨勃并不是每天都会出现。男性都非常关心自己的晨勃现象，并且将晨勃的频次与生育能力联系起来，其实，晨勃与生育能力并没有太大的关系。导致晨勃消失的原因有很多，常见的有以下几种。

（1）疾病：很多疾病都能影响性功能及晨勃，如高血压、心血管疾病、糖尿病、腰椎间盘突出及许多慢性消耗性疾病。

（2）情绪：悲愤过度、长期抑郁等可能使晨勃明显减少。

（3）疲劳：过度疲劳，精神疲惫，也会影响晨勃的频次。

（4）不良生活习惯：过度抽烟、饮酒、作息时间不规律、熬夜等，也能影响晨勃。

（5）睡眠不够：睡眠时间不够，睡眠质量不高，也会影响晨勃的出现。

（6）药物：抗肿瘤药物、抗高血压药物、降血糖药物、抗酸药物、镇静药物等均能影响晨勃。

（7）年龄：正常情况下，年龄对晨勃起决定因素。男性大概在1岁左右即开始出现晨勃，性成熟后，晨勃次数最为频繁，每次勃起持续的时间也最长。大概在30岁后，随着年龄的增长，晨勃的次数则会逐渐减少，即使发生晨勃，勃起持续的时间也越来越短。

（8）勃起功能障碍：患有勃起功能障碍的男性，严重者会出现晨勃消失。

总之，晨勃的存在与否并不能判断生育能力的强弱，但如果相关疾病引起晨勃消失的同时，引起精液质量下降或勃起功能下降不足以完成性交过程，则可能影响生育能力。

18. 少精子症和弱精子症有区别吗？

少精子症与弱精子症是两种不同的病症，少精子症是指精液中精子数量少于正常值，目前世界卫生组织最新的标准是精液常规检查时，精子浓度小于1500万/ml，认为是少精子症，但是精子的活力正常。弱精子症是指精子活力低下，活动慢，向前运动的精子数量少、能力差，目前世界卫生组织最新的标准是正常精子总活力大于40%，或前向运动精子大于32%，而数量正常。如果总活力小于40%，或前向运动精子小于32%，则认为是弱精子症。

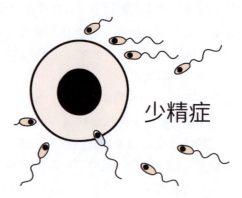

这两种情况都是精子质量差的表现，都可以导致男性不育，只是分别从精子的密度数量及精子的运动能力分别来评价精液质量。这两种情况有时单独出现，也可以同时发生，分别出现时叫少精子症或弱精子症，同时出现时叫少弱精子症。

19. 频繁遗精会影响精子质量吗？

遗精是正常性成熟男性的一种生理现象，成年未婚男性或已婚分居者一个月遗精1～2次属于正常范围，这种正常的生理现象是不会影响怀孕的。

如果是频繁遗精，这时候我们就要引起重视。因为频繁遗精有可能是因为生殖系统的一些疾病引起，如前列腺炎、精囊炎等。如果出现频繁遗精（每月3次以上），则应前往正规医院进行检查和治疗。

另外，精神紧张、心情抑郁、过度劳累也可能引起频繁遗精。频繁遗精会导致精液里的精子数量减少，从而降低怀孕概率。

20. 慢性前列腺炎没有治愈时可以生育吗？

慢性前列腺炎是青壮年男性最常见一种泌尿生殖系疾病，它不仅给男性身体和心理带来困扰，严重者影响男性的生育，对整个家庭都带来不利影响。慢性前列腺炎对男性生育的影响是复杂的，主要表现在对男性精液质量的影响，包括精子密度、活力等方面。

前列腺液和精液是密不可分的，前列腺液是精液的组成部分，占精液总量的30%。睾丸产生的精子在附睾成熟后，射精时循输精管、射精管、尿道排出体外。这期间精囊液及前列腺液也通过射精管随精子一并射出，共同构成精液。前列腺液中有多种蛋白分解酶、溶纤维蛋白酶和其他因子，能使精液在30分钟内由胶着状态变为液态，以利于精子运动并迅速达到子宫及输卵管与卵子结合受孕。

前列腺一旦感染，产生炎性改变后，就可导致精液性状、精液成分的异常，或导致输精管道部分或完全梗阻，从而致使精液质量下降或排精受阻。细菌性前列腺炎，可直接导致不同程度的菌精症，以肠球菌及大肠杆菌最为常见，这些细菌产生的凝集作用或其他分解产物可降低精子活力。有研究表明，慢性前列腺炎患者精液中活性氧明显增多，可导致精子活力下降，同时使精子进入卵子的能力下降。慢性前列腺炎甚至可引起免疫性不育，可诱导抗精子抗体的产生，精浆内抗精子抗体的存在，可影响精子活力、影响受精过程及胚胎着床。

前列腺炎应该早发现、早治疗，因为慢性前列腺炎往往是由急性前列腺炎迁延不愈引起的，最后甚至影响生育。因此，建议治愈前列腺炎后才开始备孕，中西医结合治疗前列腺炎效果更佳。

21. 前列腺炎会引起男性不育吗？

前列腺炎根据其发病特点通常分为急性前列腺炎和慢性前列腺炎两类。前列腺炎不仅给男性身心带来痛苦，影响生活质量，严重者可影响男性的生育功能，导致男性不育，对整个家庭都带来不幸。

前列腺炎是如何导致男性不育的呢？前列腺液是由前列腺分泌的精液的组成部分，占精液总量的30%。睾丸产生的精子在附睾成熟后，射精时通过输精管、射精管、尿道排出体外。射精同时，精囊液和前列腺液也通过射精管随精子一并射出，共同构成精液。

（1）前列腺炎可能会引起患者前列腺液中的蛋白分解酶、溶纤维蛋白酶等分泌减少，凝固因子相对增多，影响精液的液化，从而导致男性不育。

（2）男性罹患前列腺炎可能会诱发慢性附睾炎、输精管炎、射精管开口阻塞等，这些并发症很容易导致部分性排精困难，或梗阻性无精子症，从而引起男性不育。

（3）前列腺炎可能会引起前列腺液内酸性物质增多，使得精液 pH 下降，由于精液呈酸性环境，精子的活动力和代谢都呈直线下降。当 pH < 6.0 时，精子就会失去活力。

（4）前列腺液中所含的酶、卵磷脂和微量元素等可以给精子提供能量和营养，患前列腺炎时可能会引起前列腺液中的营养物质分泌下降或破坏增加，使精子活力降低。

（5）细菌性前列腺炎可直接导致不同程度的菌精症，这些细菌产生的凝集作用或其他病理性分解产物可抑制精子活力。慢性前列腺炎还可引发自身免疫反应，引起免疫性不育，可诱导抗精子抗体的产生，精浆内抗精子抗体的存在，可影响精子活力、受精过程及胚胎着床。

前列腺炎应该早发现、早治疗，因为慢性前列腺炎往往是由急性前列腺炎没有及时治疗迁延不愈引起的。尽管患前列腺炎会影响生育能力，但是只要积极规范治疗，前列腺炎还是会逐渐痊愈的，患者的生育能力也能逐渐恢复。

22. 精索静脉曲张会影响生育吗？

有些男性患者在做精液常规检查时发现精子质量不佳，做完彩超后才发现有精索静脉曲张。何谓精索静脉曲张呢？精索静脉曲张是否影响生育呢？

精索静脉曲张是一种血管病变，是指精索静脉回流受阻或静脉瓣膜功能丧失，血液反流，导致精索内蔓状静脉丛伸长、扩张及迂曲。精索静脉曲张是男性常见的一种疾病，发生率占 15% 左右。该病在一般情况下不易被察觉，部分患者伴有阴囊、腹股沟坠胀感、隐痛，多数患者是备孕时做阴囊彩超检查才发现的。

精索静脉曲张对男性的影响，可以归纳为两点：第一是出现不适症状，影响生活质量；第二是可能引起男性不育。精索静脉曲张可以导致静脉内血液滞留，使睾丸局部的温度增高，从而影响精子的生成和获能；精索静脉内压力增高，形成了淤血，影响睾丸的血运，使睾丸正常的新陈代谢受到影响，干扰了精子的生成和获能；精索静脉反流使得肾上腺及肾脏分泌的异常代谢产物可能影响精子的质量。

判断精索静脉曲张患者是否具备生育能力，最主要取决于睾丸和精子的

一 病因病机

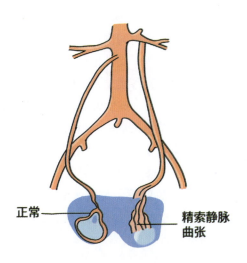

损伤程度,医生可以通过查体和彩超评估患者睾丸精索功能,并结合精液分析进行判断。如果精液检查结果正常就放心备孕,定期复查睾丸彩超和精液常规就可以了。但如果精索静脉曲张已经严重影响精液质量,或者已经影响到正常生活和工作,建议及时手术治疗。在手术后的 1 年内,精液常规检查的改善情况可以达到 50%～70%,能使妻子自然妊娠的占 30%～50%。手术前后,配合适当的中西医药物治疗可以提高精液的质量和妻子的自然妊娠率。

23. 弱精子症能生育吗?

弱精子症(asthenospermia),又称为精子活力低下症,是指精子密度在正常范围,而精子活力低者。具体是指连续、间断 3 次取精行精液分析,精液参数中前向运动的精子(A 级和 B 级)小于 40% 或 A 级运动的精子小于 32%,其他参数正常或基本正常的病症。

夫妻双方同房后,男性射出的精液中约含数亿个精子,"千军万马"在女性生殖道内"争先恐后"地逆流而上。正常精子靠尾巴的摆动,以每分钟约 2 mm 的速度游动,经过漫长的"旅程"——阴道、宫颈、宫腔后,精子和卵子在输卵管"胜利会师"。虽然有数亿个精子参与此项壮举,但经过重重阻拦和残酷的竞争,往往只有一个精子能进入卵细胞内部与之结合成受精卵。通常只有质量较好能够作前向运动的精子,才能确保抵达输卵管壶腹部与卵子结合形成受精卵，从而达到使女性受孕的目的。一旦精子活力低下，精子无力前行，无法在有限的时间内穿过宫颈管、子宫腔，直达输卵管与卵子结合，就会导致授精失败，女性也就无法怀孕。

弱精子症就一定不能生育吗？答案是否定的，尽管会因为男性精子的活动能力太差而影响怀孕，但还是有一些女性是能正常怀孕的，只是生育概率比较低。即使怀孕后也要定期做相关孕检，因为精子质量不是很好的胚胎容易出现流产、早产等情况。弱精子症通常是由生殖系统炎症、精索静脉曲张、微量元素缺乏、睾丸发育障碍、染色体异常、精液量不足、体内产生抗精子抗体等原因引起的。发现患弱精子症时，建议到正规医院做进一步检查，以明确病因，及时治疗。患者经过对症的规范治疗后可以改善精子活动能力，并且可以恢复正常的生育能力。

24. 手淫会导致男性不育吗？

还没有结婚的青少年都会对性有种朦胧甚至特别地好奇和向往，为满足生理的需要，很多人多喜欢靠手淫来解决。手淫又叫作自慰，指有意识地通过手或器具等刺激生殖器官，以寻求性高潮的一种性行为。但是现在有不少的年轻男性因为性欲过于旺盛，性生活又难以满足，就会出现过度手淫的现象，过度手淫会引发一些疾病，给男性身体健康带来很大的伤害。门诊很多备孕的男性会问，年轻的时候频繁手淫是否会影响生育呢？

男性手淫本身并不会直接导致不育症，如果是偶尔的手淫，一般不会造成什么危害，但是频繁手淫可能会诱发某些疾病，情况严重者会影响到后期生育能力。当男性正处于性发育期时，如果过度手淫可能会影响阴茎和睾丸的发育，从而引起生精功能障碍，生育能力下降；过度手淫还可能会引起龟头炎、包皮炎、尿道炎，甚至前列腺炎等疾病，泌尿生殖系统炎症可能会引起少精症、精液不液化、精液活动力差，从而影响男性生育能力；长期频繁手淫常可造成严重的精神负担，由于射精频繁，可造成精液稀薄，精子质量下降；有的因射精刺激阈升高，以致在正常性生活时不能射精，均可能影响生育。另外，长期频繁手淫，还会出现阳痿，进而影响正常的性生活和生育。

综上所述，适当的手淫对男性并无什么大碍，但是过度手淫会引发身心健康问题，严重者可能会引起不育。男性在生活中应该尽量少看黄色网站及图片、消除杂念、尽量不要过度地去想性方面的事，培养一些有益身心健康的兴趣爱好来分散注意力。

25. 为什么腮腺炎有可能导致男性不育？

门诊中不育的患者有时会被问到青春期或者曾经是否患过流行性腮腺炎（痄腮、寸耳风）？患者很奇怪，我明明是看不育的，医生却问我有没有患过腮腺炎。腮腺炎和生育有什么关系呢？

腮腺炎是指发生在腮腺部位的炎症性疾病，腮腺炎分为两种，即病毒性腮腺炎和细菌性腮腺炎，而病毒性腮腺炎可能会影响男性的生育功能。病毒性腮腺炎是由腮腺炎病毒侵犯腮腺引起的急性呼吸系统传染病，是儿童和青少年中常见的呼吸道传染病，成人中也有发病。本病以腮部肿胀疼痛为主要表现，病毒可侵犯各种腺组织或神经系统及肝、肾、心、关节等几乎所有的器官。

腮腺炎病毒除了主要侵犯腮腺外，对睾丸组织也有相当的"亲和力"。如果不及时或彻底治疗流行性腮腺炎，腮腺炎病毒就有可能侵犯睾丸组织，从而引起睾丸的炎性反应。一般而言，腮腺炎病毒只对发育成熟的睾丸组织产生大的影响，因此，该并发症多见于青春期的青少年或成年人。

腮腺炎病毒引起的睾丸炎可导致睾丸生精小管上皮细胞和间质细胞的不可修复性损伤，严重时可造成睾丸萎缩，使睾丸失去产生精子的能力，从而失去生育能力。腮腺炎合并睾丸炎的发病率占腮腺炎患者的14%～35%，一般13～14岁以后发病率明显增高，其中有2/3为单侧患病、1/3为双侧患病，30%～50%发生睾丸萎缩。如果萎缩只发生在一侧睾丸，对生育影响较少；如果双侧睾丸均受累萎缩，很可能导致不育。

对于儿童腮腺炎患者，治疗主要集中于腮腺炎本身。对于青春期后男子的腮腺炎引起的睾丸炎患者，对睾丸炎的治疗应同步进行。青春期男孩的腮腺炎要严格卧床休息，及早规范治疗，精心护理，从而防止和减少并发症的发生。

26. 阳痿可以生育吗？

阳痿是指成年男性阴茎不举，或举而不坚，或勃起不持久，夫妻不能进行正常性交，又称为勃起功能障碍，是临床常见的男科疾病之一。阳痿会影响夫妻生活的满意度，并且对患者的身心造成严重的伤害。很多人关心阳痿患者还可以生育吗？

对于这个问题，答案不是绝对的，而是相对的。阳痿不等同于不育，只是因为完成正常性交困难而使精子无法与女性卵子相结合而形成受精卵。如果阳痿患者精液正常，只是勃起不坚，可以勉强完成性生活，并且女方身体状况良好的话，是可能会怀孕的。阳痿病情严重，阴茎难以勃起者，就无法将精子输送至女性的宫颈口，进而影响生命的孕育。

引起男性阳痿的原因很多，可能是心理性、器质性、混合性。随着医学的不断发展与进步，阳痿的治疗方法也较多，包括改变患者不良的生活方式和社会心理因素，提高自身的房事技巧和性知识等。针对病因进行规范、系统治疗，患者是可以逐渐恢复勃起功能的。如果系统治疗不佳者，也可以借助人工授精等辅助生殖技术手段解决不育的烦恼。

27. 少精子症能生育吗？

少精子症是指精液中的精子数目低于正常参考值，少精子症是影响男性生育的一种常见病症，目前国际卫生组织最新规定男性的精子数量不低于 $15 \times 10^9/L$，如果低于 $15 \times 10^9/L$ 就属于少精子症，少精子症对男性生育方面有很大影响。少精子症是否代表不能生育呢？

少精子症患者的精液中精子的数目低于正常值，因而与卵子相遇的机会就减少，从而降低了女方受孕概率。故少精子症不代表没有生育能力，只是受孕概率比较低而已。

那精子数目偏少的原因有哪些呢？

（1）睾丸功能障碍：如先天睾丸发育不全或隐睾、睾丸结核、腮腺炎并发睾丸炎等影响或破坏了睾丸组织而影响生精。

（2）精索静脉曲张或睾丸鞘膜积液：血液郁积，导致睾丸生精障碍。

（3）前列腺炎、精囊炎、内分泌障碍、染色体异常、尿道疾病、免疫因素、思想过度紧张、极度营养不良等都能引起精子减少。

罹患少精子症切莫焦躁，只要及时就医，找出病因，是可以治愈的。睾丸生精功能差者，可服用一些中药或西药加强睾丸生精的功能。输精管道不畅因炎症所致的，需要用药物消除炎症。精索静脉曲张、睾丸鞘膜积液、隐睾等疾病，需要通过手术来去除病因。如果是因为性生活过频造成少精，应该适当减少性生活次数另外要根据医生意见积极治疗，并配合适当锻炼，多服用富含锌的食物，纠正抽烟喝酒、穿紧身裤、熬夜等坏习惯。如果经过系统的治疗，精子数目仍不乐观，可借助人工授精等辅助生殖技术来达到生育的目的。

28. 不育症容易罹患前列腺癌吗？

有资料统计，如果一位男性患有不育症，则他罹患前列腺癌的风险是有生育能力的男性的2.6倍。具有生育能力的男性患前列腺癌的比例为0.4%，而不育症男性患前列腺癌的比例为1.2%。排除其他不相关的因素后，得出的结论是，不育症男性患前列腺癌的风险比其他正常男性高出160%，并且前列腺癌也会导致患者不育。当然，这里所指的男性不育症并不是包括所有原因引起的男性不育症，主要指睾丸病变、内分泌异常、生殖系统炎症等原因所致的一类不育症，只有这些原因所致的不育症患者罹患前列腺癌的风险较正常人高。因此，男性朋友，特别是有生育功能障碍者，每年的健康体检，必须检查前列腺癌的相关指标，及时了解前列腺的情况，及早发现前列腺的病变。

29. 早泄会影响生育吗？

早泄系指男性在性交时失去控制射精的能力，阴茎插入阴道之前或刚插入不久即射精。早泄是射精障碍中最常见的疾病，发病率占成年男性的35%~50%。国内一般认为，健康男性在阴茎插入阴道2~6分钟后发生射精，即为正常。

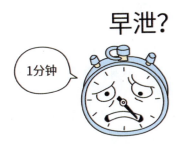

若早泄患者精液质量是正常的，阴茎在插入阴道后射精，配偶是可以怀孕的。若男性刚接触配偶身体，就出现"一触即发"或者"乍交乍泄"，每次均不能将精液射入女方阴道中，则精子很难有机会进入宫颈口、子宫和输卵管，不能形成受精卵。

要治疗早泄，首先要明确早泄的原因。通常引起早泄的原因可以概括为两大类，一是精神心理因素；二是器质性因素。

（1）精神心理因素：主要包括以下情况。①长期手淫及纵欲：长期频繁手淫就会不知不觉成了习惯性早泄，而没有节制的频繁性生活也会对生殖器官造成伤害，从而引起早泄。②心理压力过大：如果男性工作繁重、长期焦虑等，可能影响男性的性能力而出现早泄。③性关系不和谐：男方性交方式拙劣，女方疼痛不适，不愿配合，致使兴趣不高引起性能力下降。

（2）器质性因素：主要有以下几种情况。①体质差异：研究表明，部分男性的阴茎海绵体的反射比正常人快，射精阈值低，容易兴奋。②生殖系统疾病：尿道炎、前列腺炎、精囊炎等疾病，因炎症的刺激，进而引起早泄；包皮系带过短会造成男性在性生活中过分牵引也容易引起早泄。③内分泌系统疾病：如血内睾酮含量增高，使射精中枢阈值低，容易出现早泄。④神经系统疾病：如脑血管疾病、脑肿瘤、神经衰弱、脊髓损伤等，直接影响控制性中枢对射精中枢控制能力下降。

出现早泄时建议夫妻双方一起来就诊，同时进行心理疏导，妻子鼓励丈夫积极配合医生治疗，明确病因对症治疗后功能会有所改善。如通过治疗后仍无改善的话则可以通过人工授精辅助生殖手段来帮助受孕。

30. 不射精症能生育吗？

不射精症是指阴茎能正常勃起和性交，但是不能射出精液，或是在其他情况下可射出精液，而在阴道内不射精，因此无法达到性高潮和获得性快感。正常射精是一个生理过程，是由神经系统、内分泌系统和泌尿生殖系统共同参与的复杂生理反射过程，如果该过程的任一环节发生功能障碍或器质性病变，均可导致不射精症。不射精症会引起男性不育症，影响性生活满意度。

不射精的常见原因有：①泌尿系统疾病，如前列腺炎、精囊结核或肿瘤引起的精道阻塞；另外，精阜肥大、包茎或伴有包皮口狭窄的包皮过长、阴茎外伤、硬结瘢痕纤维化、严重尿道下裂等均可引起不射精。②神经系统疾病，如大脑侧叶病变、脊髓损伤等，也会引起不射精。③心理因素，如夫妻关系不和谐、心理压力大、性生活环境不佳、性交方式不正确等，均可使男方对性生活产生消极态度，长此以往会导致不射精。④内分泌异常，如糖尿病、垂体功能低下、甲亢等可引起射精障碍。

治疗不射精症主要分为心理疏导、性知识教育治疗、性行为治疗、药物治疗、物理治疗、手术治疗及中医治疗等方法。对于有明确病因引起者，及时治疗原发病是治疗的首要方法。

对于有正常精子产生并且有生育需求的不射精症患者，如果通过系统治疗手段仍不能解决问题时，可以通过睾丸穿刺手术取精子进行人工授精。

31. 精液不液化者能生育吗？

离体精液在25℃室温下，60分钟不液化，或仍含有不液化的凝块，均可称为精液不液化症，这是男性不育症的常见原因之一。据统计，90%精液不液化患者患有前列腺炎。正常的精液在射出时为液化状态，然后立即形成胶冻状或凝块状，经5～20分钟又恢复液化。开始的液化状态是为了便于射精，接着变为胶冻状是为了让精液能在女性阴道内停留而不轻易流出，以后又液化是为了让精液中的精子充分活动，以便沿女性生殖道向输卵管部位游动，有利于精卵结合。

前列腺和精囊的分泌物参与了精液的凝固与液化过程，精囊产生的凝固因子引起精液凝固，而前列腺产生的蛋白分解酶、溶纤维蛋白酶等精液液化因子使精液液化。一旦精囊或前列腺发生了炎症，可使以上因子的正常分泌发生障碍，造成凝固因子增多或液化因子减少，导致精液不液化症。这种异常的液化延迟或不液化，使精子发生凝集或制动，在女性生殖道内的运动明显受到阻碍，精子不可能上行进入子宫颈管、子宫腔及输卵管，不能与卵子相遇，进而使授精失败。

中医认为引起精液不液化的主要病因病机有肾阴不足、阴虚火旺、相火偏亢，或湿热之邪蕴结下焦、热灼阴液，均可导致精液黏稠不化。

目前精液常规检查主要通过计算机辅助分析，虽然检查方法相对客观，但是有时和患者取样的方式、保存的温度及放置时间的长短均有关。患者需要重复检查精液2～3次后，才能较为客观地评估精液质量情况。

32. 无精子症是怎么回事？

多次行精液常规检查均未发现精子，称之为无精子症，为了弄清楚是真性无精子症，还是假性无精子症，可通过睾丸活检等检查进一步确诊。真性无精子症是指睾丸没有生精功能，通过睾丸活检来找到精子，这种情况是没有生育能力的。

导致无精子症的原因很多，主要有两种情况：第一种是睾丸产生的精子无法排出体外；第二种是睾丸本身不产生精子。第一种情况常见于精道梗阻、输精管不通畅，精子无法通过输精管排出体外。常见的疾病有先天输精管缺如、外伤、结扎、射精管阻塞、输精管感染粘连等。第二种情况即精子生成障碍，引起睾丸生精障碍的原因可能有内分泌紊乱、先天睾丸异常、无睾丸或隐睾、睾丸外伤炎症、遗传性疾病、染色体异常、先天曲细精管发育不全等，另外还有放射损伤、长期睾丸局部高温、药物损伤、药物副作用等。

无精子症患者可以无明显临床症状，也可能伴有性功能障碍，或出现原发病的一些症状和表现。临床上要诊断无精子症，需要做三次精液分析且三次检查均未发现精子，才能确诊。要进一步找出无精子症的原因，必须做进一步的检查，如 B 超、输精管显影、睾丸活检等。

33. 男女双方检查都正常为什么还是不能怀孕？

一般而言，男女双方有正常性生活，女方有正常排卵，经妇科检查及全面检查未发现异常，男方精液及其他检查亦正常，但 2 年或 2 年以上仍未怀孕者，可诊断为不明原因性不孕症。简单说来就是指通过目前常规的检测手段未找到引起不孕不育的任何原因。其发病率在不同的国家和地区各有差异，国内文献报道认为原因不明不孕症的发病率占不孕症的 10%～20%。

实际上不明原因中绝大多数是有原因的，只是由于目前科学技术对人类生殖过程的许多环节尚未完全了解而已。一般认为可能与以下因素有关：

（1）未发现的生育缺陷：近年来，生育技术迅速发展，对不孕的诊断更加深入，如精子顶体反应的检查、透明带穿透试验、输卵管镜的应用等，使人们发现了某些以往未被认识的生殖缺陷；但目前这些诊断方法临床使用还未普及，诊断的可靠性还有待进一步验证。

（2）年龄因素：女性年龄>30岁者，不明原因不孕症的发病率会增高，35岁以上，特别是40岁以上不孕者，染色体异常率增加，卵巢储备功能下降，通常表现为卵巢内分泌功能和卵子的质量下降，虽然各项检查均正常，但自然生育力已显著下降，进而发生不明原因不孕症。

（3）黄体功能不全：虽有排卵，但黄体功能不全，孕激素分泌不足，使子宫内膜生长不正常，不利于受精卵着床，导致发生不明原因不孕症。

（4）盆腔轻度子宫内膜异位症：轻度子宫内膜异位症常无明显临床表现，但免疫功能异常，腹腔液内巨噬细胞活性增强及前列腺素水平升高，也易引起不孕。

（5）宫颈黏液因素：宫颈黏液的物理、化学性质的改变均可直接影响精子的生存活率及穿透能力。

（6）子宫内膜因素：子宫内膜对雌激素反应差，排卵期子宫内膜薄，都不利于受精卵着床。

（7）精神、心理因素：精神紧张、情绪不稳定，可影响下丘脑－垂体－卵巢性腺轴的功能，从而影响月经及排卵。

不明原因不孕症未经治疗时每月自然受孕率1%~3%，国内外学者提出治疗应遵循先从简单、价廉的治疗方法开始，如无效则行复杂、昂贵的辅助生殖技术。诱发排卵＋精子优化＋宫腔人工授精是治疗不明原因不孕症的有效方法之一。

34. 支原体感染会影响生育吗？

Ⅰ. 何谓支原体感染？

支原体是大小介于细菌和病毒之间的一类病原体，也是细胞外生存的最小微生物，其种类繁多、分布广泛、造成的危害相当大，可感染泌尿生殖系统、呼吸系统，造成流产、呼吸困难、尿道及前列腺病变等。支原体感染是由支原体引起的一种传染病，主要有肺炎支原体、解脲支原体和人型支原体等。解脲支原体和人型支原体是引发泌尿生殖系统感染的重要病原体之一，其可黏附在泌尿生殖道的黏膜及上皮细胞上，导致泌尿生殖道感染。生殖器支原体感染是近年新明确的一种性接触传播疾病，成人主要通过性接触传播,新生儿则由母亲生殖道分娩时感染,成年男性的感染部位在尿道黏膜,女性感染部位在宫颈。

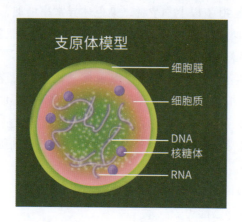

Ⅱ. 有哪些临床症状?

支原体感染的潜伏期为1～3周,典型的急性期症状与其他非淋病性生殖泌尿系统感染相似,男性表现为尿道刺痛,不同程度的尿急及尿频,排尿刺痛,尿道口轻度红肿,分泌物稀薄、量少且为浆液性或脓性,或见污秽裤裆,亚急性期常合并前列腺炎,患者常出现会阴部胀痛、腰酸、双股内侧不适感或在做提肛动作时有自会阴向股内侧发散的刺痛感。女性患者多见以子宫颈为中心扩散的生殖系炎症,多数无明显自觉症状,少数重症患者有阴道坠感,当感染扩散及尿道时,尿频、尿急是引起患者注意的主要症状,感染局限在子宫颈,表现为白带增多、混浊,子宫颈水肿、充血或表面糜烂;感染扩散及尿道时表现为尿道口潮红、充血,挤压尿道可有少量分泌物外溢。

Ⅲ. 如何调护?

(1) 注意饮食清淡。饮食上需加强营养,多食蔬菜、水果等,多清淡饮食,必要时补充维生素、微量元素等。

(2) 注意穿着舒适。可穿棉质内裤,尽量不要穿尼龙、合成纤维面料的衣裤,保持会阴部通风、干爽透气。

(3) 注意个人卫生。保持外生殖器的清洁干燥,需勤换内衣内裤,用温和的肥皂水洗内裤并在阳光下暴晒杀菌。

(4) 避免性生活交叉感染。治疗期间禁止性生活,以免相互交叉感染。

泌尿生殖道感染支原体后，可干扰精子发生，影响精子代谢，破坏精子细胞引起精子的损伤，影响精液的理化性质，还可直接侵入生精细胞，干扰精子的发生，影响精卵结合导致不育，但通过治疗可恢复生育能力。由于生殖器支原体感染是一种性接触传播疾病，因此，夫妻双方应同时治疗。在早期、合理使用抗菌药物治疗后，停药半个月以上复查无支原体感染则可孕育。

35. 附睾结核会影响生育吗？

附睾结核又称结核性附睾炎，多发于20～40岁青壮年，是最常见的男性生殖道结核，其致病菌为结核杆菌，常继发于肺、肾脏、骨骼、肠道、淋巴结等部位。本病起病缓慢，少数也呈急性发作。患者开始偶有阴囊肿胀或隐痛感，疲惫时加重；随着病情进一步发展，可出现血精、射精痛、尿频、尿急等症状，并伴有低热、盗汗、疲倦乏力等全身不适。附睾尾部可扪及大小不等、凹凸不平的硬结。输精管增粗变硬，呈串珠状改变。直肠指检可触及前列腺有硬结。精液涂片或培养可发现抗酸杆菌或结核杆菌试验阳性。

附睾结核是导致男性不育的常见原因之一，但患者若能及时正确治疗，预后较好，同样能正常生育。那么，附睾结核为什么会影响男性生育呢？

（1）附睾结核常伴有肾、前列腺和精囊腺结核，但由于前列腺、精囊腺位置隐蔽，罹患结核也不易在早期发现，因此诊断为附睾结核的患者往往已经出现了多个生殖器官的结核感染，而男性生殖系统的每个环节都对生育功能的正常发挥起到重要作用，因此，结核感染会影响男性生育功能。

（2）附睾是精子成熟和贮存的场所，也是精子得以进入输精管的通路。结核杆菌侵犯附睾后，不仅会影响精子发育，使精子活力降低，还会形成结核结节、干酪样坏死、溃疡等堵塞附睾管腔，从而阻止精子顺利通过。

（3）附睾结核使输精管增粗变硬，呈串珠状改变，精子无法通过输精管正常进入精囊、射精管，最终不能顺利排出而导致男性不育。

（4）结核杆菌的原发病灶常在肺、肠道、淋巴结、扁桃体、肾脏、骨骼等部位，通过血行传播或下行感染引发本病。若双侧附睾同时受累，则会出现精液明显减少、血精和脓精，健康精子数量不足，甚至大多为死精，严重影响生育功能。

36. 生殖器疱疹会影响生育吗？

生殖器疱疹是常见的性传播疾病，病原体是单纯疱疹病毒，10%病例由HSV-1型引起，90%病例由HSV-2型引起。本病分为原发性与复发性两类，原发性生殖器疱疹的潜伏期为2～7天，初始自觉局部发红、灼热、轻痒，随即可见米粒大小的红色丘疹，并很快发展为水疱，3～5天后形成糜烂或浅溃疡，结痂，疼痛，可伴有局部淋巴结肿大；复发性生殖器疱疹的全身症状较轻，病程也相对较短，皮损一般在10天左右自行消退。

生殖器疱疹会影响生育吗？答案是肯定的。虽然本病对精子成活率无明显影响，但男性患上生殖器疱疹后易将HSV传染给妻子，极易引起女性子宫内感染和新生儿疱疹感染，造成流产、死产、新生儿死亡或严重后遗症等。研究表明，新生儿疱疹患者约半数以上会死亡或存在中枢神经系统的后遗症。

此外，生殖器疱疹还会带来其他危害，如生殖器疱疹为艾滋病毒进入人体提供了便利条件，从而增加了人体罹患艾滋病的危险性；生殖器疱疹的发生和复发会使患者思想负担加重，害怕致癌、害怕传染给性伴侣，从而回避性生活、不愿与异性交往等，长期如此易导致性功能障碍，诱发抑郁症，影响家庭和睦。

37. 变性人可以生育吗？

易性是指从心理上否定自己的原本性别，认为自己的内在性别与外生殖器的性别相反，想要变换生理性别特征。易性又称为变换性别癖或性别转换症，属于性别身份识别障碍。

易性癖患者多从幼年起就有性身份认同障碍，青春期心理逆变，持续感受到自身生物学性别与心理性别之间的矛盾或不协调，且强烈要求通过变性手术来改变自身的性解剖结构，在变性要求得不到满足时，常因内心冲突而极度痛苦，甚至自我伤害。

目前，易性癖现象在世界各地较为普遍，男女皆可发病，易性者的生活经历、文化背景和社会条件也不尽相同。易性癖患者只是在心理上有"变性"的愿望，而通过手术改变生理性别的人才能称为"变性人"。变性男女的外在结构与一般男女无明显差别,所以也能拥有正常的性生活。

那么,变性人可以生育吗?一般来说,变性人是不可以生育的,因为变性男女在生理上、解剖学上和功能上并未完全实现女性化或男性化。尽管女性转变为男性后,原本的女性特征会消失,如月经消失、卵巢功能发生改变等,但不具备排精功能;男性转变为女性后虽然生殖器也有所变化,但体内没有女性子宫,也不能排卵。所以,给予变性人正常的生殖能力也是未来医学界需要努力突破的难题。

38. 隐睾症能生育吗?

隐睾症(cryptorchidism),也称为睾丸未降或睾丸下降不全,系指一侧或双侧睾丸未能按照正常发育过程从腰部腹膜后下降至同侧阴囊内,是小儿最常见的男性生殖系统先天性疾病之一。

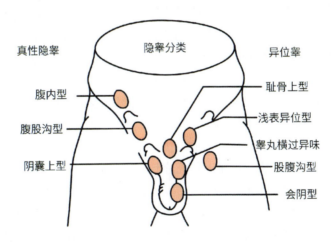

正常情况下,睾丸位于阴囊内,温度比体温低 1~2 ℃。这种温度差异是确保精子产生的重要条件之一,有利于精子的生长及成熟。隐睾的患者由于睾丸所处的位置异常,通常会造成睾丸周围的温度比正常阴囊内的睾丸要高上几度。导致睾丸的生精细胞发育障碍,从而引起男性生育能力下降或不育;但如果隐睾位置较低,经适当治疗后,有望残留部分生精功能,同样具有生育能力。

如果隐睾治疗不及时,除了影响生育能力,还会引起睾丸恶变、心理自卑等问题。因此,父母一定要重视孩子的身体发育情况,一旦发现阴囊内未见睾丸，应及时前往医院诊疗，隐睾对孩子的影响是不小的，保留生育能力的理想年龄是在出生后 12~24 个月。24 个月内行睾丸下降固定手术以减小对患者生育能力的损伤，父母一定要帮助孩子把握住治疗的最佳时机。

39. Young 综合征是怎么回事？

Young 综合征（央氏综合征）是一种与慢性呼吸道感染有关的男性不育症，是引起男性梗阻性不育的原因之一，可能是常染色体隐性遗传疾病。该病在男性不育中约占 3.3%，在男性梗阻性不育中约占 50%，发生不育的直接原因是梗阻性无精子。本病在国外屡有报道，国内少有报道。

现代医学认为本病发病原因与反复发作的鼻窦及呼吸道感染有关，慢性鼻窦炎、支气管炎等变态反应，使附睾的分泌物浓缩、潴留，附睾头增大或呈囊性扩张，附睾管呈进行性梗阻，导致精液无精子。主要病理改变为双侧附睾头增大或呈囊性扩张，多局限在附睾头近端 1.0~1.5 cm，而附睾体、尾部及输精管无异常。附睾组织结构正常，无组织学梗阻的表现。切开或穿刺扩张部位，可取出黏稠的黄色液体，其中充满精子及碎片状物。有时还可以从切开的附睾体中挤出晶体样的黄色黏稠物质，其中无精子。

这类患者多在幼年时期反复出现呼吸道感染症状，许多人被确诊为慢性支气管炎，约有一半患者发生慢性鼻窦炎。进入成年期后，呼吸道感染的表现会逐渐好转；虽时有发作，但应用抗生素及对症治疗后便可缓解，日常工作或体力劳动多不受限，因平时可无症状，故多未能引起患者重视，后多因男性不育前来就诊。精液常规检查提示无精子，双侧附睾头有增大或囊性感，排除阴囊外伤及附睾炎病史，患者早年有慢性呼吸道感染史，双侧输精管造影通畅，附睾探查有典型的病理改变，即可确诊 Young 综合征。

对于 Young 综合征的治疗，宜以治疗原发疾病并配合手术或精道灌洗等治疗为主。

40. 逆行射精症可以生育吗？

Ⅰ. 什么是逆行射精症？

逆行射精症属于男性射精功能障碍性疾病，是指患者有性高潮和射精动作，但精液反向逆流入膀胱，没有或仅有少量精液从尿道口射出；离心尿液检查有精子和（或）果糖试验阳性。逆行射精症对男性不育有重要影响，占男性不育人群的 0.25%~1.9%。

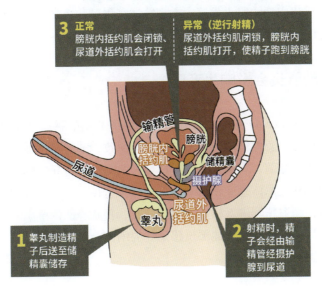

Ⅱ. 逆行射精症为什么影响生育？

正常情况下，男性的精子是通过男性生殖道—女性阴道—宫颈—子宫—输卵管遇到卵子，然后结合形成胚胎，发育成胎儿；但是逆行射精症患者的精子则反向流入至膀胱内，无法射出体外排到阴道内最终与卵子结合，导致不育。

Ⅲ. 逆行射精症的原因有哪些？

（1）先天性疾病：包括先天性宽膀胱颈、尿道瓣膜症、膀胱憩室等。

（2）尿道病变：严重的外伤性尿道狭窄或炎症性尿道狭窄，也可因长期排尿梗阻引起尿道内口括约肌无张力或扩张，导致精液逆流。

（3）其他疾病的影响：如巨大膀胱结石、脊髓损伤、糖尿病等引起交感神经病变而影响膀胱颈的关闭，亦可造成逆行射精。

（4）手术损伤：膀胱颈切除术、前列腺切除术、双侧腰交感神经切除术、直肠癌切除术、盆腔淋巴结清扫术、腹主动脉瘤切除术后均可造成逆行射精。

（5）药物：利血平、胍乙啶等肾上腺素能阻滞剂会使平滑肌收缩无力而出现逆行射精。

目前治疗逆行射精症的方法有很多，如口服中药或西药、行膀胱颈Y-V成形术、重建内括约肌手术等。大部分逆行射精症患者经过药物治疗、手术治疗等方法可以恢复正常射精，和配偶同房时可以自然怀孕。

41. 精囊炎会影响生育吗？

精囊炎（spermato cytitis）是男性生殖系统常见的感染性疾病之一，多发于青壮年男性。急性精囊炎系由细菌感染所致，非特异性感染主要致病菌为葡萄球菌、链球菌、大肠杆菌和类白喉杆菌等，而特异性感染中以淋病双球菌、衣原体和支原体感染较为常见。其感染途径，一方面致病菌从尿道口入侵后，逆行经射精管进入精囊，或前列腺、膀胱等部位感染的细菌侵犯邻近的精囊；另一方面身体其他部位感染灶的细菌，也可能通过血循环或淋巴液引起精囊感染，但较少见。

精囊炎的症状

- 下腹部或会阴部胀痛不适感
- 尿道灼烧感
- 膀胱
- 精囊
- 输精管
- 尿道
- 前列腺
- 伴有发热、畏寒感
- 尿频、尿急、尿痛、血精

精囊炎也常是引起男性不育的诱因之一。虽然精囊液和精液不同，但二者关系密切。精囊液是精液的主要组成部分，当精囊腺发生炎症时，精囊的分泌功能发生异常变化，可导致精液的成分发生改变，精浆中营养物质减少，精液酸碱度改变，炎性渗出物增多，精子生存环境发生变化，影响精子质量和功能，从而有可能影响男性的生育功能。

（1）精液成分改变：正常精浆中应含有一定量的营养成分，以供养精子活动，也含有微量的乳酸等酸性物质。当精囊与前列腺出现感染时，精浆中便会夹杂着细菌，乳酸物质也会增加，细菌的毒素及代谢产物也排泄在精浆中，细菌又会吞吃掉精浆中营养成分，以及抢夺氧气，使精子的活力下降，进一步使生育力下降。

（2）精浆酸碱度降低：正常精浆酸碱度为 7.2～8.9，精子在这种环境下活动自如。患有精囊腺炎时，酸性物质会增加，精浆的酸碱度下降变为酸性，引起精子夭折。

（3）精液黏稠度增加：在患有精囊炎时，精浆中既有细菌或病毒，又有大量白细胞，甚至夹杂着脓液。精液黏稠度会骤然增加。另外，病菌消耗精浆中的水解酶，到时精液不易液化，精子活力和成活率均下降。

一旦发现有精囊炎，不要过于紧张，一定要到正规医院积极治疗，待精囊炎完全治愈后再备孕。

42. 附睾囊肿会影响生育吗？

附睾囊肿（epididymal cyst），又称为精液囊肿（spermatocele），是指附睾内的囊性肿块。本病好发年龄为 20～40 岁。其发病原因可能是输精管阻塞而导致精液异常积聚。附睾囊肿发生的常见部位是附睾头部，而体部及尾部很少发生。附睾囊肿起源于睾丸网输出小管的上皮细胞，直径常数毫米至数厘米，可为单一囊腔或分隔多腔，但以单发多见。囊液内常含有精子。该病通常是毫无症状的，但有时可感睾丸胀痛。附睾囊肿若处理不及时，对患者的危害很大，可能导致男性性功能下降，甚至完全丧失性功能，还可能导致死精、无精、丧失生育能力。

小而无症状的附睾囊肿通常对生育没有影响，但较大的附睾囊肿或睾丸囊肿伴有精子输送通道梗阻者可引起男性不育。所以，对于小而无症状的精液囊肿，无须特殊治疗，可定期就诊观察。囊肿较大或症状明显或影响生育者应采取反复抽液、注入硬化剂疗法或手术切除，但如为输送通道梗阻者，应先设法解除梗阻，否则不能达到正常生育之目的。

43. 睾丸鞘膜积液会影响生育吗？

睾丸鞘膜积液（hydrocele of the testis）系因腹膜鞘状突闭合反常，多量液体积聚于围绕睾丸的鞘膜腔内而形成的囊肿性病变，是男性泌尿生殖系统较常见的疾病之一。临床以单侧性阴囊逐渐增大，伴阴囊下坠感为特征。鞘膜积液可发生于各年龄段，依表现类型不同，发病年龄有所差异。睾丸鞘膜积液多见于20～40岁，精索鞘膜积液多见于婴幼儿，婴儿型、疝性鞘膜积液则多发于儿童。按鞘膜积液的解剖部位、形态和有无合并腹股沟疝，睾丸鞘膜积液可分为8种类型：①睾丸鞘膜积液；②婴儿型鞘膜积液；③先天性鞘膜积液；④精索鞘膜积液；⑤疝性鞘膜积液；⑥附睾鞘膜积液；⑦腹腔阴囊型鞘膜积液；⑧混合型鞘膜积液。

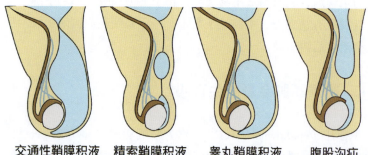

交通性鞘膜积液　　精索鞘膜积液　　睾丸鞘膜积液　　腹股沟疝

正常睾丸鞘膜囊内有少许浆液存在，性质与腹腔内浆液相似，有润滑作用，能使睾丸在其中自由滑动，在正常情况下鞘膜囊壁有分泌和吸收浆液的功能，并使其容量保持稳定。若鞘膜本身及周围器官或组织发生病变，使鞘膜的分泌与吸收功能失衡时，则形成各种不同类型的鞘膜积液。鞘膜积液的基本改变是鞘膜的分泌增多或吸收障碍。原发性鞘膜积液的病因不清楚，有学者认为是先天性鞘膜组织发育异常所致，有的则认为与慢性损伤有关，多数学者认为是由慢性炎症引起，继发性鞘膜积液为其他病变引起。

大多数睾丸鞘膜积液对生育是没有太大影响的，因为正常的积液在睾丸周围起到润滑作用；但是睾丸鞘膜积液张力比较大的话，会压迫精索血管、睾丸，影响睾丸的发育，引起睾丸缺血，可能在一定程度上会影响睾丸的生精功能进而影响生育。

一 病因病机

44. 包皮过长会影响生育吗？

包皮过长是指包皮覆盖尿道口，但能上翻露出尿道口和阴茎头。那么包皮过长会影响生育吗？这是困扰很多备孕男士的问题。对于包皮过长的男士，如果不注意局部清洁和卫生，有时可能会引起局部感染，有时甚至会影响性生活和生育能力。

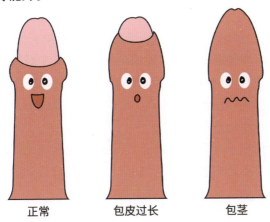

正常　　　包皮过长　　　包茎

包皮过长或包茎，使包皮和龟头的分泌物不容易排出，长期滞留于包皮内形成包皮垢；而且由于阴茎头部自净能力差，包皮内也极易有微生物滋生。包皮垢的刺激和微生物的滋生可导致阴茎头和包皮发炎。长期反复的包皮炎还可引起上行泌尿生殖道感染，如尿道炎、精阜炎、前列腺炎、膀胱炎等。如果是念珠菌、支原体、衣原体等病原体感染，还会传染给女性，导致女性支原体感染进而会影响生育的。

很多男士都被包皮过长困扰，但并非所有包皮过长的人都需要手术切除，只要保持包皮部位清洁卫生即可。下列情况建议手术处理：包皮过长出现反复发作的包皮龟头炎，或者包皮龟头之间出现粘连而难以上翻包皮；包皮口过小而影响排尿，或者包皮狭小且已经限制了龟头的充分发育，或者包茎者（尤其是嵌顿性包茎）；反复发作的泌尿系统感染等。

45. 精子正常形态比例低会影响生育吗？

很多男士精液常规检查会提示精子正常形态的比例降低，所以精子正常形态的比例低是否会影响生育是很多备孕夫妻关注的问题。正常的精子形态是什么样呢？正常精子分头、体、尾三部，长约 60 μm，头部为椭圆形，尾部长而弯曲，外形如蝌蚪。正常精子的头部可有生理性变化，如大圆头精子、小圆头精子等。

畸形精子症是指精液中畸形精子超过 50%，也是导致男性不育的原因之一。畸形精子是指头、体、尾的形态变异，头部畸形有巨大头、无定形、双头等；体部畸形有体部粗大、折裂、不完整等；尾部畸形有卷尾、双尾、缺尾等。

引起畸形精子症的原因很多，如泌尿生殖道感染、腮腺炎并发的睾丸炎、附睾结核、精索静脉曲张等；使用激素或某些化学药物，如抗癌药、呋喃类等可使精子发育不成熟；生殖腺受到放射线照射，可引起精子的突变；阴囊局部长期高温等。精子畸形率高，影响精子的穿透力及与卵子的结合能力，即使受精完成也极易造成流产。

所以对于畸形精子过高的朋友来说，还是要先做相关检查，并进行积极治疗后，再考虑是不是要进行备孕。同时也要积极锻炼身体，养好良好的生活习惯，以一个更加良好的身体状态去备孕小生命。

二 检查诊断

1. 精子为什么会死亡？

精子最开始是一个精原细胞，通过细胞分裂逐渐变成精子细胞，变成精子细胞后仍需继续发育，只是不再进行分裂，但在形态上发生了复杂的变化而成为有头、有体、有尾的精子，并进入管腔内。这时精子在睾丸内的发育过程就完成了，然后在附睾内贮存并进一步成型，整个过程约 90 天。那么精子为什么会死亡呢？精子的死亡原因分为生理性和病理性。

（1）精子的生理性死亡：精子体外存活时间其实是因人而异的，也与外界环境等有关系。常温下，在射精后的精液里精子可存活约 24 小时，如果降低温度，精液亦可贮存几周。精子处于不同环境下的存活时间：①37 ℃环境中活动精子存活时间为 4~8 小时；②在阴道中活动精子存活时间为 0.5 天；③在宫颈中活动精子存活时间为 2~8 天；④在子宫和输卵管中活动精子存活时间为 2~2.5 天。

（2）精子的病理性死亡：生殖系统炎症、精索静脉曲张、精液中存在抗精子抗体等。这些疾病都可能使精子死亡而导致少精子症、弱精子症，要进一步明确诊断，还需要做（睾丸、附睾、精索、前列腺、精囊腺）B 超、性激素六项、前列腺液常规、精液生化分析、甲状腺功能全套检查、遗传学检查等。

2. 精子为什么不动？

在精液的常规分析中，有一个十分重要的项目，那就是精子活动力，即精子活力、活动率。最新标准将精子按活力分为三个等级：前向运动精子、非前向运动精子、不动精子。精子活力越高，精子质量越好。有人常常将不动精子认为是死亡精子，其实不然，死精子不动，但不动的精子不一定都是死精子，它有可能还活着，只是运动功能丧失罢了。判断精子的活动力，只需在光学显微镜下观察其活动情况即可，不动的精子其尾部鞭毛不活动。判断精子是否死亡，需要进行精子染色。

那么精子为什么会不动呢？其实是精子的活力下降，影响精子活力的原因，可能是精子发育不良，或者是液化不良所致。具体来说，精子不动的原因主要有以下几种情况。①疾病：精索静脉曲张或者泌尿生殖系统非特异性感染等疾病都可以影响精子的活力；②药物：应用某些抗疟药、激素类药物等；③环境因素：久居环境污染严重的地区，或长期处于高温、辐射的环境；④不良生活习惯：如吸烟、喝酒、熬夜、高温、使用某些阻碍精子活性的润滑剂等，都可能在一定程度上影响精子活力。因此，养成良好的生活习惯，避免一些损害精子活力的习惯，可以让精子重新"动起来"。

3. 精子是如何产生的？

精子生长发育的全过程可以分为三个阶段。

（1）精原细胞增生分裂期：精子的最原始阶段称精原细胞，是产生精子的干细胞，位于曲细精管的生精上皮。最初，精原细胞以有丝分裂的形式增生，1 个分裂为 2 个，2 个变成 4 个。经过 6 次分裂后，1 个精原细胞增生为 64 个，此时称为初级精母细胞。

（2）精母细胞减数分裂为精子细胞：初级精母细胞继续分裂，不过这次是减数分裂，也就是一个初级精母细胞分裂为两个次级精母细胞，但是与精原细胞的增生分裂不同，因为细胞核内染色体未发生复制。所以每个次级精母细胞只携带原来染色体数目的一半，即 23 条染色体，其中包括一条性染色体。细胞体积也较初级精母细胞为小。紧接着这个过程，次级精母细胞又进行了一次成熟分裂，成为两个精子细胞。结果 1 个初级精母细胞分裂为 4 个精子细胞，每个精子细胞携带单倍数目的染色体。此时，一个精原细胞就变成了 256 个精子细胞。

（3）精子形成阶段：在上述细胞分裂的同时，精子细胞已逐渐移动接近曲细精管管腔。这时精子细胞仍在继续发育，只是不再进行分裂，但在形态上发生了复杂的变化而成为有头、有尾的精子，并进入管腔内。这时精子在睾丸内的发育过程就完成了，大约历时 64 天。在精子的形成过程当中，位于曲细精管上皮的支持细胞起了重要的支持、保护和营养作用。支持细胞还分泌一种与雄性激素特异结合的球蛋白，因而使曲细精管内雄性激素浓度大大高于血中浓度，精子细胞在这种适宜的微环境中才得以分化成精子。

精子随后沿曲细精管进入附睾，在附睾头停留 2～3 周，才能发育为最终具有运动和授精能力的成熟精子。所以，从一个精原细胞发育成为成熟的精子约需 90 天的时间。

4. 精液量越多越好吗？

很多人觉得男性的精液量越多越好，认为精液量越多生育能力就越强，甚至性能力也越强，其实，这是一个误解。男性每次射出的精液，不全是精子，里面还掺了不少"水分"。精液是由精子和精浆组成的，精子约占5%，精浆约占95%。作为含有营养和保护成分的液体，精浆为精子的游动保驾护航。其中，精子在睾丸中产生，精浆主要由前列腺、精囊腺和尿道球腺等附属性腺分泌，其中60%是精囊液，30%是前列腺液，还包括少量睾丸液、附睾液等。平时，精子和精浆"各安其位"，性生活时，精子随着输精管的节律运动被输送到尿道的前列腺部，在这里混入前列腺液和精囊液。当这里的精液量增加到一定值时，随着盆底肌肉的一系列收缩，精液就被射出体外。

正常男子一次排出的精液量通常为 1.5~6 ml，少于 1.5 ml 则认为是精液量过少，超过 6 ml 则过多。如果把精液量和精子的关系比喻成河水和鱼，在鱼数量一定的情况下，河水越多，鱼就显得越少了。因此，精液量多反而会导致精液稀薄、精子数相对较少，有可能导致其活力低下。

精液量增加，可能是生理性的，主要原因是男性禁欲时间过长。长时间禁欲，精液量会增多，颜色发黄，也会导致精子活力下降。这种情况只需适当增加性爱频次即可。如果不是这种情况，就要查查是不是前列腺炎、精囊炎或垂体促性腺激素分泌过多导致的。

最后说明一下，男性性功能强弱与年龄、雄性激素和雌性激素水平、体力和精神状态等因素有关，与精液量的多少没有直接关系。

5. 精子数量越多越好吗？

之前说过精液量并不是越多越好，那精子数量是不是越多越好呢？精子是男性生殖细胞，精子少、活力差、畸形率高时，往往会导致男性不育，备孕期间很难怀孕或易于流产，但男性精子数量越多越好吗？并非这样，精子数量过多也会导致男性不育的发生，这又是为什么呢？

很多人认为精子数量越多代表生育能力越强，却不知精子过多不是好事，如果把精子比作鱼，这就好比鱼在池塘里游，池塘大小固定，鱼太多了，鱼活动的空间就被压缩了，那鱼的活动性就会下降；同理，精子若是过多，会导致拥挤、互相碰撞，阻碍了精子的运动效率，导致了精子"堵车"，使最终与卵子结合为受精卵的概率下降。另外，精液里的营养物质也是有限的，精子数量增加，营养就会不足，精子会在更短的时间内消耗完现有的营养，结果就是没有足够的能量提供给精子向前游动。研究发现，精子过多还会导致精子畸形率升高。因此，精子过多也会导致不易受孕或流产的发生，精子数量并不是越多越好。

6. 不育和不孕有何区别？

世界卫生组织对不孕不育有明确定义，有正常性生活的夫妇在1年内没有生育，称之为不孕不育。其中女性不能怀孕称为女性不孕症，对于男性则称为男性不育症。

当然，也有的人把女方原因引起的称为不孕，而把男方原因引起的叫不育。实际上，不孕和不育还是有区别的。

简单地讲，不孕是指没有受孕能力，根本不能生育下一代。不育是指实际上或临床上未能生育，生育下一代能力有限，也就是"没孩子"。

从医学的角度来讲，不孕是指由于精子或卵子形成障碍，未能受精结合着床。例如，精子活动力低下、排卵障碍、卵子不健全、输卵管阻塞，妨碍精卵相遇等，这些情况都难以形成受精卵。不育是指已形成了受精卵，在子宫内着床后未能发育成长为胎儿而顺利娩出，如胚胎死亡、习惯性流产、难产导致胎儿窒息死亡等。大多数时候不孕和不育是难以区分的，常笼统地称为不育症。

如果能把不孕和不育区别清楚，对治疗是很有好处的。但某些复杂情况下，患者和医生都难以判断，所以一般笼统地称为不育症或不孕不育。

7. 确诊男性不育症要做哪些检查？

确诊男性不育症，需完善一些检查，一般从先简单后复杂、先常见后少见的检查方法依次开始。另外，根据患者不同情况分别选择不同检查方法。

（1）精液常规：精液检查一般有常规检查和特殊检查等内容。精液常规检查包括：精液排出量、精液颜色、pH、精子活动率、精子活力、显微

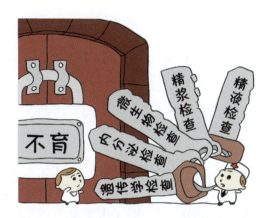

镜检查（通过在显微镜下观察精子的形态、数量、细胞情况等）、精液液化时间等。精液常规检查是泌尿外科、男科、生殖科常见的实验室检查方法之一。另外，精液常规检查结果只能部分反映男性患者生育的概率。

（2）前列腺液常规：前列腺的急慢性炎症对精子质量有很大影响，若发现精子质量下降，需完善前列腺液常规检查，排除炎症的可能。

（3）性激素测定：睾丸功能低下常合并促性腺激素低下型功能减退症，表现为促卵泡激素（follicle-stimulating hormone，FSH）和促黄体生成素（luteotropic hormone，LH）升高，有时睾酮水平降低。一般而言，FSH 水平与精原细胞数量相关：当精原细胞缺乏或显著减少时，FSH 升高。

（4）抗精子抗体检查：免疫不育占男性不育症的 2.7%～4%，WHO 推荐混合抗球蛋白反应试验（MAR 法）和免疫株试验，不但可测出不育症夫妇血清和分泌物是否存在抗精子抗体，还可测出这些抗体能否与精子结合，以及区分出何种抗体与精子哪一区域结合。部分患者检测结果虽提示含有抗体，却并不影响其生育能力。

（5）睾丸活检：睾丸活检和睾丸精子提取对梗阻性无精子症有诊断意义。

（6）超声检查：阴囊超声检查有助于发现梗阻（如睾丸网扩张、附睾增大并囊性病变或输精管缺如），可能提示睾丸发育不良（如睾丸结构不均匀和微钙化）和睾丸肿瘤，还可以了解附属性腺如前列腺、精囊腺等的形态结构。

（7）不育症遗传疾病相关检查：目前常见的临床实验检查是外周血样本的基因组 DNA 筛查，然而，精子染色体畸形筛查同样可行且可用于特定不育症遗传疾病病例。

（8）其他：一些内分泌疾病如（甲状腺疾病、糖尿病等）也会引起精子质量下降，故在临床诊断时，还需完善甲状腺激素、甲状腺功能、血糖及其他内分泌激素的测定等检查。

8. 精液变黄色会影响生育吗？

门诊中经常有男性患者询问，射精时精液为黄色是有什么疾病吗？这样会影响生育吗？

精液由精子和精浆两部分组成，精子由睾丸产生；精浆由附睾、前列腺、精囊腺和尿道球腺等分泌产生，精浆里含有果糖、蛋白质等精子必需的营养物质，还含有前列腺素和一些酶类物质。一般精液的颜色通常代表的是精浆的颜色。正常精液颜色是灰白色或略带黄色，液化后为半透明的乳白色。

精液变黄的常见原因有以下几种。

（1）禁欲时间太长：禁欲时间较长，使精液的理化性质发生部分改变，精浆浓缩颜色会变黄，因此，这种精液一过性变黄是正常的生理性变黄。

（2）可能与近期饮食有关：如果近期吃特别上火的食物，如橘子、油炸食品、各种烧烤、大量饮酒等，都可能使精液颜色加深发黄。另外，精液发黄也有可能与吃的药物有关，如维生素B_2、利福平、磺胺类药物等，药物代谢以后会有颜色，会引起精液发黄。这种精液变黄也是一种正常的生理现象，停用相关食物及药品后一段时间精液颜色会恢复正常。

（3）泌尿生殖系统感染：若精液持续性发黄，则考虑泌尿生殖系统存在感染的可能性大，最常见的是前列腺炎、精囊炎，如不及时治疗会影响精液质量甚至引起不育。异常的精液包括：精液呈乳白色凝块或黄绿色，表明生殖道内有炎症，很可能是前列腺和精囊的化脓性感染。生殖泌尿系统感染会导致精浆中营养成分减少，酸碱度改变，以及精子数量、密度、活力等都发生变化，从而有可能影响男性的生育功能。

总之，造成精液发黄的原因有很多，一般而言，多为正常的生理现象，这种情况不用太在意。若精液持续性发黄，或伴有尿频、尿急、尿痛等症状则考虑有泌尿生殖系统感染。这种情况也不必过于恐慌，更不要大意，建议及时就医，明确病因后在医生指导下用药。只有在泌尿生殖系统感染治愈后再备孕，才能迎接健康的生命。

9. 如何看精液常规检查报告单？

对于众多备育的男士来说，精液常规是必做的检查，但一看到精液常规的众多项目却发懵。如何看懂一份精液常规呢？我们可以从精液量、颜色和气味、酸碱度、液化时间、黏稠度、精子计数、精子形态、活动力、存活率等指标进行解读。

（1）精液量：正常值为 1.5~6 ml。大于 6 ml 时为精液量过多，1.5 ml 以下为精液量过少。

（2）颜色和气味：一般刚排出的精液正常颜色为灰白色或略带淡黄色，自行液化后为半透明的乳白色或灰黄色，长时间未排精者的精液则略带淡黄色。如果精液呈黄绿色则提示可能有生殖道或附属性腺炎症，呈粉色或红色且显微镜下见红细胞者为血性精液，多由前列腺炎、精囊腺炎引起，以精囊腺炎最为常见。

（3）酸碱度：精液正常的 pH 为 7.2~8.0，呈弱碱性。pH<7.2，可见于慢性附属性腺炎症或射精管梗阻或受尿液污染。pH>8.0，可见于急性附睾炎、精囊炎症等。

（4）液化时间：正常情况下精液排出体外后，一般在 15~30 分钟内会逐渐液化。如果 60 分钟后精液仍不液化或不完全液化者均属异常，多见于前列腺炎和精囊疾病等。

（5）黏稠度：待精液完全液化后测定黏稠度，将玻璃棒接触已经液化的精液，提起玻璃棒，观察拉丝长度。拉丝长度超过 2 cm 应记录为异常的黏稠度。过高的精液黏稠度可干扰精子活力，影响精子浓度、精子表面抗体和生化标志物的检测。

（6）精子计数：一般以每毫升精液中的精子数表示，正常计数大于 15×10^6/ml；精子密度小于 5×10^6/ml 者称为重度少精子症；精子密度大于 5×10^6/ml 而小于 15×10^6/ml 者为少精子症，见于各种原因导致的生精功能障碍，可因精子进入子宫腔及输卵管的机会减少而导致生育力低下或不育；如精子密度大于 250×10^6/ml 为多精子症，精子密度过高，会影响精子的活力而导致不育。

（7）精子形态：正常精子呈蝌蚪状，由头部、体部、尾部三部分构成。

正常形态的精子应大于50%，如果畸形精子率大于50%则属异常，可能与睾丸病变、生殖系统感染、外伤、性激素失调等有关。

（8）活动力：正常情况下，前向运动精子数（PR）≥32%、前向运动+非前向运动精子数（PR+NP）≥40%。

（9）存活率：正常情况下排精后2小时内，活精子数应≥58%。导致精子活动力及存活率降低的常见原因有生殖系统炎症、精索静脉曲张、精液中存在抗精子抗体等。

对精液检查的各项结果，必须综合分析，而且要对前后2次以上检查结果进行比较，才能得出较为正确的结论。精液检查时应特别注意：患者应禁欲3~7天；取标本前注意外生殖器局部卫生；精液标本需要观察2小时，所以建议应在上午10点之前，或下午4点之前取好标本并立即送检，标本时间搁置过久会影响精液检查的结果。另外，在冬天送检标本时还要注意保暖，最好贴内衣藏放、保管。

10. 精浆生化检查有何意义？

很多男性不育患者奇怪为什么做完精液常规检查，医生还会安排做精浆生化检查呢？精浆生化是对精浆进行生物化学分析检测。精浆主要由附属性腺（前列腺、精囊腺、尿道球腺）和附睾的分泌物组成，因此，精浆生化检查对评估附属性腺的功能及研究附属性腺对男性生育的影响有重要意义。精浆生化检查包括：精浆锌测定、精浆果糖测定、精浆中性-α-糖苷酶测定、精浆酸性磷酸酶测定、精浆柠檬酸测定、精浆弹性蛋白酶测定等。

（1）精浆锌测定：精浆锌含量对精子活力和前列腺炎的诊断有帮助，锌含量降低还会导致睾丸发育不良、性腺功能减退。

（2）果糖测定：果糖主要由精囊腺分泌，为精子的运动提供能量。当精囊腺功能紊乱时，精液总量减少，精浆果糖含量降低，会引起精子活力不足，导致不育。另外，雄激素不足及老年时果糖含量会降低。精浆果糖测定可用于监测精囊腺的功能，还有助于无精症的鉴别诊断。精浆果糖含量正常值为0.87~3.95 g/L。

（3）精浆中性-α-糖苷酶：仅由附睾分泌，精浆中性-α-糖苷酶是附睾的特异酶和标志物，可以判断附睾、睾丸生精和输送精子的能力，对弱精症的原因诊断有帮助。

(4) 酸性磷酸酶测定：精浆中酸性磷酸酶几乎全部来自前列腺，酸性磷酸酶与精子活力和代谢有关。酸性磷酸酶含量降低，说明前列腺功能低下；含量显著提高，对于诊断前列腺癌有重要意义。正常育龄期男性精浆酸性磷酸酶活性为 48.8~208.6 U/ml。

(5) 柠檬酸测定：精液中的柠檬酸由前列腺分泌，柠檬酸具有调节精液中的钙离子浓度，影响精液液化的作用。精浆柠檬酸含量与睾酮水平相关。精浆柠檬酸含量是帮助判断雄激素分泌状态及评价前列腺功能的重要指标。精浆柠檬酸含量降低提示前列腺分泌功能下降。

(6) 精浆弹性蛋白酶：男性生殖系感染时，分叶核粒细胞通过分泌大量弹性蛋白酶至胞外参与吞噬病原体的局部抗炎反应。精浆弹性蛋白酶的检测对白细胞精子症和细菌性前列腺炎有较好的特异性，精浆弹性蛋白酶升高提示附属性腺炎症。

精浆生化检查针对的人群为：久婚未孕者；精子质量有异常者；疑似前列腺炎、附睾炎、精囊炎等炎症感染者。精液常规通常和精浆生化同时检查配合分析，有助于分析睾丸生精功能和精子质量，也可以作为睾丸及附属性腺疾病的诊断、治疗和疗效评价的指标之一。

11. 抗精子抗体阳性者能生育吗？

抗精子抗体（antisperm antibody，AsAb）是一个复杂的病理产物，男女均可罹患，其确切原因尚未完全明了。对女性来说，男性的精子、精浆皆属于特异性抗原，接触到血液后，男女均可引起免疫反应，产生相应的抗体，阻碍精子与卵子结合，而致不孕。

(1) 男性抗精子抗体：男性的自身免疫抗体可使精子发生凝集反应致使精子不活动，导致不育，其发病率约为 15%。正常情况下，睾丸和男性生殖道有坚固的免疫屏障，精子与自身机体的免疫系统无法接触，故极少发生免疫反应。抗精子抗体的产生，与生殖系感染、外科损伤等原因有关，抗精子抗体已被列入男性不育的确定指标之一。抗精子抗体可明显影响精液的密度、精子活动率、使精子畸形率增高。抗精子抗体阳性可妨碍正常精子发生，引起精子凝集与制动，并干扰精子获能，从而引起男性不育。

(2) 女性抗精子抗体：不孕妇女中有 20%~40% 是抗精子抗体阳性。机体免疫系统有保护自身抗原，识别和排除外来抗原的作用。正常精液中含有前列腺素 E 和一种糖蛋白,具有免疫抑制的作用,在正常情况下可抑制女方免疫活性细胞针对精子抗原的免疫应答,诱导免疫耐受,从而接受精子进入女性体内受精。对于抗精子抗体阳性的女性,男性的精子、精浆属于特异性抗原,在阴道局部感染或生殖道黏膜破损接触到血液后,均可引起免疫反应,产生相应的抗体。

12. 如何治疗抗精子抗体阳性？

Ⅰ. 隔离疗法

在性生活时使用避孕套,使用避孕套 6～12 个月。待抗体转阴后于排卵期性生活可提高受孕机会。

Ⅱ. 免疫抑制疗法

临床多用肾上腺皮质激素,有低剂量持续疗法、大剂量间歇疗法、循环疗法等。主要药物有泼尼松、泼尼松龙、甲基泼尼松、地塞米松和倍他米松等,在使用激素时要注意药物的副作用。

Ⅲ. 维生素 E、三磷酸腺苷及微量元素

维生素 E 可减少抗原的产生,加速抗体的消除。

Ⅳ. 辅助生殖技术

人工授精、体外受精、卵细胞单精子显微注射等。

Ⅴ. 中医药治疗

在中医辨证施治理论指导下,针对患者体质状况和现有病症的证型所属,予以相应的中药内服调理,经过 3～6 个月的中药内服治疗,部分患者的抗精子抗体可转阴。

Ⅵ. 病因治疗

能明确找到致病原因者,要先去除病因,积极治疗原发病。

13. 为什么备孕期要做前列腺液常规及培养检查?

门诊很多患者精液常规指标不理想。对于医生要求做前列腺液常规和培养检查表示不理解，明明是精液有问题，为什么还要做前列腺液的检查呢?

这是因为慢性前列腺炎对男性生育的影响是很大的。精浆主要由附睾精囊腺及前列腺分泌的液体组成，前列腺液占精液总量的30%。慢性前列腺炎可导致精液性状、精浆成分等的异常，从而可能会对精液质量及生育产生影响；慢性细菌性前列腺炎的致病菌可抑制精子活力；长期的慢性炎症刺激可导致输精管道的纤维性瘢痕、部分或完全梗阻，从而导致少精子甚至梗阻性无精子症；慢性前列腺炎患者精液中活性氧明显增多，可导致精子活力下降，同时使精子进入卵子的能力下降；慢性前列腺炎可诱导机体产生抗精子抗体，从而引起不育。

如果患了慢性前列腺炎又想生育的话，首先应该通过前列腺液常规和培养来明确前列腺炎的类型，药敏培养后有明确病原体感染如细菌、支原体、衣原体的患者，需及时对症治疗。特别注意的是，如果支原体、衣原体感染患者需要与性伴同时治疗，以免交叉感染，待两次前列腺液中病原体消失后再备孕。

14. 如何获取精液标本?

在男性不育门诊，经常要做精液检查，做这项检查时需要获取精液标本，而很多人取精液的方法不正确，导致检查结果有一定偏差。获取精液标本需要注意的事项有哪些呢?

Ⅰ. 方法

临床上常见的取精液方法有手淫、电动按摩或体外射精等方法，将精液射入干净容器中；部分患者由于输精管堵塞、无精子症或射精功能障碍等原因导致取精困难时，则需要进行睾丸穿刺术取精子。

Ⅱ. 容器

取精的容器需要保持干燥、清洁、无污染，部分患者使用性交后排入避孕套中的精液送到医院进行检验，这是错误的，因为普通避孕套中的润滑成分对精液质量有影响，会影响检验结果。

Ⅲ. 时间

精液取出后，应避免长时间暴露在低温或高温环境中（最好是 30～35 ℃环境下），在半小时之内送到检验科进行检验，若时间过长，则会影响检查结果。做精液常规检查时，建议检查前三天不同房，也不宜长时间禁欲后检查，禁欲和同房后都对精液检查的结果有影响，因此禁欲 3～5 天做精液常规得出的结果比较准确。

Ⅳ. 其他注意事项

在取精液前，禁用对精子有影响的药物，如环磷酰胺、苯丁酸氮芥、长春新碱及激素等药物；同时，在取精液做相关检查前，要避免熬夜，禁烟禁酒，以免影响结果。

15. 什么是不孕不育抗体七项检查？

很多育龄夫妻，备孕各项检查结果都正常，未避孕而长期不能怀孕，这种情况常常需要考虑是否为免疫因素导致的不能怀孕，这时就需要做不孕不育抗体七项检查，其中包括抗精子抗体、抗透明带抗体、抗卵巢抗体、抗子宫内膜抗体、抗绒毛膜抗体、抗滋养层抗体、抗心磷脂抗体。

（1）抗精子抗体：男性有血睾屏障将精子与免疫系统分离，受损时会产生抗精子抗体，使精子活动减弱，造成不育，而精液进入女性生殖道后，部分女性会出现抗精子抗体，使精子不能活动，造成不孕。

（2）抗透明带抗体：透明带是围绕卵细胞的无结构嗜酸性物质，若产生透明带抗体使精子无法穿透卵细胞，从而不能受精形成受精卵。

（3）抗卵巢抗体：是一种靶抗原在卵巢颗粒细胞、卵母细胞、黄体细胞和间质细胞内的自身抗体。女性患有卵巢疾病及某些全身性疾病（主要是免疫性疾病）等原因都可能产生抗卵巢抗体。抗卵巢抗体阳性时，可影响卵巢和卵泡的发育及功能，导致卵巢早衰、经期不规律、卵泡发育不良，甚至不排卵，进而导致不孕。

（4）抗子宫内膜抗体：是以子宫内膜为靶抗原并引起一系列免疫反应

的自身抗体。抗子宫内膜抗体的产生有两方面：一方面是因为异位子宫内膜刺激；另一方面是机体的免疫系统失常。子宫内膜是胚胎着床生长的地方，当抗子宫内膜抗体阳性时，可能影响胚胎着床导致不孕。但这种不孕是相对的，若免疫力强于生育能力则不孕，若免疫力弱于生育力则可以怀孕。

（5）抗绒毛膜抗体：人绒毛膜促性腺激素（human choriomic gonadotrophin，HCG）是防止胎儿滋养细胞被母体免疫细胞识别破坏的一种激素，可以保护胎儿，但是流产可能会导致 HCG 刺激母体产生抗体，进而引起不孕或再次流产。

（6）抗滋养层抗体：滋养层可影响孕妇与胎儿的免疫平衡，不明原因流产的女性抗滋养层抗体可升高。

（7）抗心磷脂抗体：抗心磷脂抗体阳性的女性发生宫内胎儿死亡可能性较大，容易引起反复流产。

16. 什么样的精液是正常的？

精液主要由精子和精浆构成，精子是由生精细胞发育成熟而成，精浆是前列腺等附属性腺分泌的、对精子具有营养和保护作用的物质。若男性生殖系统出现了问题或病变，可以引起精液的量、颜色、形态、质地发生变化。

Ⅰ．精液量

正常情况下，一次排出的精液量≥1.5 ml，同时≤6 ml，精液量过多常见于精囊炎，精液量过少常见于慢性前列腺炎。

Ⅱ．精液颜色

一般正常的精液呈灰白色或淡黄色，若出现乳白色或黄绿色，提示可能有生殖系统炎症；若出现红色血样精液则多见于精囊炎。

Ⅲ．精液质地

精液的黏稠度也可以初步判断精液正常或不正常。精液刚排出体外时较黏稠，约 30 分钟后开始液化呈水状。

Ⅳ. 精液液化时间

正常情况下，排出体外的精液在室温下（25~30℃）下，15~30分钟后开始液化，60分钟内完全液化。精液液化时间受多种因素影响，如前列腺发生炎症时，可导致精液液化时间延长，甚至不液化。

这种判断方法较为粗略，要想得出精液质量是否正常的较为准确的结果，应到医院做相关检查。若发现精液出现了颜色变化、量多量少、不液化等问题，应及时就医。

17. 男性不育症都要做睾丸活检吗？

睾丸活检是一种具有诊断和治疗双重作用的临床外科技术，是通过一种简单的手术方法取出一小块活体睾丸组织，进行病理切片组织学观察，来了解睾丸生精的状况，用于诊断睾丸疾病，评估疾病预后。目前了解睾丸生精功能的检查方法还有激素检查和生化检查等，这些检查方法与睾丸活检相比，都不能准确反应睾丸生精功能。因为睾丸活检是直接检查睾丸的曲细精管，而内分泌检查和生化检查是间接了解睾丸生精功能。目前睾丸活检检查是诊断睾丸生精功能的金标准，所以对于无精子症患者都要做此检查。

睾丸活检的适应证：

（1）睾丸大小正常的无精子症。

（2）睾丸体积中度缩小的少精子症。

（3）小或不对称性睾丸的少精子症或无精子症如睾丸大小不等，一侧输精管不能扪及或附睾硬结等。应证明两侧睾丸是否都有精子发生，因为可能是一侧阻塞，另一侧睾丸功能障碍。

（4）若双侧睾丸病变基本相同，为确定睾丸损伤的程度或种类，常选较健康一侧睾丸做活检。

（5）阻塞性无精子症应做双侧睾丸活检，以决定哪侧适宜做显微外科吻合手术。

（6）对隐睾患者做活检可检测有无原位癌及是否有生精功能。对不明原因的睾丸肿块，睾丸活检可明确诊断。

（7）若评价男性节育的远期作用或环境因素、细胞毒药物、辐射线对睾丸生精功能的影响，亦可做睾丸活检。

通过睾丸活检术，可达到以下目的：

（1）临床检查睾丸体积、激素水平测定正常的不育症患者。

（2）精液检查为少精子症，卵泡刺激素在正常范围内，可通过活检判断睾丸生精功能。

（3）精索静脉曲张所致的少精子症，活检可协助诊断精索静脉曲张对睾丸生精功能的影响程度。

（4）欲在青春期或发育后期行隐睾固定术，术前活检可评价睾丸生精功能并排除恶变可能。

（5）睾丸活检同内分泌检查相结合可确定睾丸功能低下属原发性还是继发性。

（6）输精管造影显示输精管阻塞，活检可协助诊断睾丸的生精功能，选择输精管吻合术。

（7）激素药物治疗前后疗效评价。

（8）活检可协助早期诊断生殖细胞肿瘤。

尽管睾丸活检创伤性小，仍要注意尽量将患者的身心痛苦降到最低，通常只需进行一侧睾丸活检，因为对大部分人来说，两侧睾丸有其相似的组织结构。但在某些情况下则需要做双侧睾丸活检，如怀疑有阻塞性无精症、隐睾和精索静脉曲张不育症等。

18. 精子 DNA 碎片率与不孕不育有何关系？

DNA 位于精子的细胞核内，是遗传信息的载体。精子 DNA 碎片是指精子在形成过程中受到各种内、外不利因素（如疾病、吸烟、高温、药物等）的影响，精子核 DNA 或线粒体 DNA 发生单链或双链断裂，导致父源性基因完整性受损的情况。精子 DNA 碎片率指发生单链或双链断裂的 DNA 碎片占整个精子 DNA 的比例。

遗传物质完整性对于成功妊娠和子代的健康非常重要。精子 DNA 作为遗传物质的载体，不仅与精子功能有显著相关性，而且可以影响受精卵的分裂及胚胎的发育。因此，精子 DNA 损伤严重的患者，不仅会影响精子的质量，造成卵子受精失败而降低怀孕概率（男性不育），而且会影响胚胎质量，即使可使卵子正常受精、分裂，但最后往往容易导致胚胎发育不良而流产。也许有人会说，那就做试管婴儿好了！可是，大量研究也证实了男性精子 DNA 碎片率高对于辅助生殖技术结局的负面影响。

DNA 位置类似鸡蛋的蛋黄，精子 DNA 损伤后，虽然看上去是"好"的，但就像蛋黄散掉了一样，其功能变差了。

通过试管婴儿技术，使卵子受精并发育成胚胎，DNA 损伤的精子会导致受精后的胚胎质量变差，胚胎发育会因此而发生严重紊乱，进而导致胚胎植入子宫失败和胚胎发育缺陷，最终引发流产。

即使精液常规完全正常的患者，精子 DNA 完整性也不一定是正常的，甚至精子 DNA 碎片率会是非常高的。一般来说，精子 DNA 碎片率≤15%，表明精子 DNA 完整性较好；为 15%～30%，表明精子 DNA 完整性中等；如 >30% 表明精子完整性差。

19. 男性不育症如何分类？

男性不育症是指育龄夫妇双方未采取避孕措施同居且有正常性生活 1 年以上，由于男方因素造成女方不孕者，称为男性不育症。

目前西医对于男性不育症的病因还尚未完全明确，男性不育症的分类方法有以下几种。

（1）按不育病史分类：可分为原发性不育与继发性不育，前者指因男方原因，夫妻双方从未有过生育史；后者指夫妻双方曾经有过生育史，但之后检查出现男性不育的现象。

（2）按治疗可能性分类：可分为绝对不育和相对不育，绝对不育是指不育不能被治愈的情况；相对不育是指现阶段的不育症患者，通过治疗可以恢复生育能力的情况。

（3）按病因分类：可分为生精功能障碍、生殖器官畸形病变、性功能障碍、精液异常性、原因不明性及免疫性不育。

（4）按其不同的发病部位分类：分为睾丸前性、睾丸性、睾丸后性不育。

（5）按精子异常情况分类：可分为少精子症、无精子症、弱精子症、死精子症、畸形精子症、精液不液化、多精子症等。

（6）按病变性质分类：可分为功能性男性不育（如阳痿、早泄、不射精、逆行射精等）和器质性病变所致不育如睾丸病变、生殖系统炎症、生殖系统梗阻、全身器质性病变等。

(7) 按 WHO 的标准分类：WHO 提出了以病因诊断为依据的分类方法，这一分类方法是目前世界上最为权威的男性不育症诊断分类方法，它把男性不育症分为以下 16 类：性交或射精功能障碍、免疫学病因、原因不明性、单纯性精浆异常、医源性病因、全身性病因、先天性异常、后天获得性睾丸损伤、精索静脉曲张、男性副性腺感染、内分泌病因、特发性少精子症、特发性弱精子症、特发性畸形精子症、梗阻性无精子症、特发性无精子症。

中医学中将男性不育症归纳于"无子"或"无嗣"的范畴。也有专家学者按照病因辨证分类，可分为肾气虚弱、肾阴不足、肝郁气滞、湿热下注、气血两虚等类型。

20. 精液常规检查正常为何还是不能怀孕呢？

部分门诊患者经常会有这样的疑问，为什么我的精液常规检查报告是正常的，妻子还是不能怀孕呢？

精液检查是检查男性生育力最基本的一项内容，包括精子的浓度、总数、前向运动率、精子形态等多项内容。精液常规仅仅只能对患者的生育力做出初步评估，不能反映患者真正的生育能力。其中很多影响生育的因素在此项检查中是无法明确的，往往需要根据夫妻双方各自情况做进一步检查。

Ⅰ. 男性

（1）抗精子抗体：男性的自身免疫抗体可使精子凝集，从而影响精子活动，导致不育，其发病率约为 15%。

（2）精子 DNA 碎片化检测：精子 DNA 碎片化程度被认为是一个新的评价精液质量和预测生育能力的指标。精子 DNA 碎片化程度反映精子遗传物质的完整性，精子 DNA 发生碎片化会对生育产生负面影响，造成不育和反复流产。

（3）精子钙离子诱发顶体反应率：顶体反应是受精作用的反应之一，受钙离子的调节。反应过程较长，包括顶体受体的激活、顶体膜与精细胞质膜融合、顶体中水解酶的释放、卵细胞外被（透明带）的水解等，最终导致精细胞质膜与卵细胞质膜的融合。

另外，性生活频率低、勃起功能障碍、早泄、异地分居、压力过大等原因均可因性生活次数少而降低受孕概率。

Ⅱ．女性

（1）妇科检查及白带检查：如盆腔有无粘连、宫颈是否重度炎症、是否有阴道炎。

（2）卵巢功能：结合性激素指标及 B 超检查了解卵泡发育期排出情况，判断卵巢功能是否正常，以及排卵是否正常。

（3）女性生殖道：根据输卵管造影结果，判断输卵管有无粘连、阻塞、积水等。

（4）子宫方面：结合妇科彩超和宫腔镜检查判断宫腔结构有无异常或畸形，以及子宫内膜情况。

（5）免疫学检测：有无影响生育的相关抗体存在，如抗精子抗体、抗心磷脂抗体、抗子宫内膜抗体、抗卵巢抗体等。

（6）女性内分泌代谢检测：甲状腺功能测定、血糖、血脂等、肾上腺皮质功能的检测等，如有异常都会对女性的孕育造成影响。

怀孕看似简单，却事关夫妻双方身体各个方面，其中任何一个环节出现问题，均可导致不孕。精液常规只是初步检查，建议不孕不育的夫妻到正规医院专科进行系统检查，明确病因才能有效治疗。

21. 每次精液常规检查结果为何不一样？

门诊最常听到的问题之一：医生，为什么我每次精液常规检查的结果都不一样？

造成每次精液常规检查结果不同的原因有很多，主要包括以下几个方面。

（1）人的精液质量本身是波动的：精子的生长周期一般是 3 个月，其间精液生成存在明显的生理性波动，是一个动态变化的过程，所以，精液检查结果出现波动是在情理之中的。

（2）患者近期身体情况：如果患者近期有患病、大量酗酒、过度劳累、精神压力大、洗桑拿等情况都可能使精液质量下降。

（3）取精的地点和方法：研究表明，不同的诱导射精方法会使精液标本的质和量均发生改变。

（4）禁欲时间长短：禁欲时间过长或过短都会对精液检查结果产生影

响。一般建议在接受检查前的3～7天要禁欲。

（5）标本的运送：精液在运送过程中如环境温度过高或过低都可能对检查结果有影响。取完标本后应在适宜温度的环境下直接送到标本检验处。

（6）不同医院精液检查方法不同：同一家医院的精液常规检测结果才有可比性。医院检测仪器的不同，人员检测水平不尽相同，也会引起数据波动比较大。

总之，影响精液常规结果波动的因素有很多，单凭一次的检查结果，不能随便下结论。建议连续进行2～3次精液常规检查，每次检查间隔3～4周，综合评价这些检查结果。

22. 睾丸穿刺找到精子就能生育吗？

睾丸活体组织检查（简称睾丸穿刺）是一种具有诊断和治疗双重功能的临床技术，是通过一种简单的手术方法取出一小块活体睾丸组织，进行病理切片组织学观察，来了解睾丸的生精功能和细胞结构情况，用于诊断睾丸疾病，评估预后。

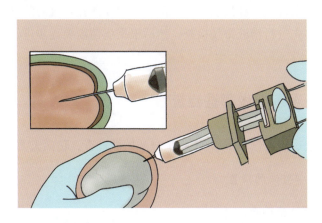

育龄男性三次精液检查都没有发现精子，可诊断为无精子症。无精子症分为两类：第一类是睾丸生精功能障碍，精子不能产生，又称真性无精子症。第二类是睾丸生精功能正常，但输精管道堵塞，精子不能排出体外，又称阻塞性无精子症。如淋病、真菌、滴虫感染以后，引起前列腺炎、附睾炎、输精管炎，会造成输精管的堵塞。针对无精子症患者，睾丸穿刺活检能够直接判断睾丸产生精子的能力，或精子产生出现障碍的程度，并且对睾丸合成激素的能力及其障碍程度进行定量评价,从而为男性不育的诊断及治疗提供依据。目前睾丸活检是诊断睾丸生精功能的金标准,所以无精子症患者都要做此检查。

如果活检发现精子,并且生精细胞功能正常,女方即可以进入试管婴儿流程,男方经睾丸穿刺取精,通过辅助生殖技术来生育。如果活检没有发现精子,一般也不推荐重复穿刺,虽说睾丸的生精能力是不平均的,穿刺不会造成太大损伤,但成功的概率并没有明显提高。如果患者有意愿再做,可以在第一次穿刺的一个月后再次穿刺检查。

重复穿刺仍不能发现精子的患者,可以选择精子库供精,如果女方比较年轻,夫妻双方对于生育时间还比较宽裕,通过调养、消除不利因素(比如职业伤害等),通过积极的药物治疗,恢复生精功能也不是没有可能。

23. 如何判断自己可能患有男性不育症?

如果在结婚后同居 2 年以上,夫妻双方有正常性生活,未采取任何避孕措施而女方未怀孕,在排除女方身体因素所致的情况下,则男方需考虑自己可能患有男性不育症。如果出现上述情况,建议前往正规医院泌尿外科或男性科就诊,首先进行精液常规检查,然后根据病情需要逐步进行一系列检查即可确诊。

24. 备孕前要做哪些检查?

孕前检查一般建议在孕前 3~6 个月开始做检查,包括夫妻双方。

Ⅰ.双方都要做的检查

(1) 常规体格检查。
(2) 血、尿常规,ABO 溶血,肝、肾功能及性激素全套等。

Ⅱ.女性检查项目

(1) 阴道或宫颈分泌物常规+培养:筛查有无阴道炎症。
(2) 甲状腺功能全套检查:无论甲状腺功能亢进或甲状腺功能低下均可能导致流产、早产、胎儿宫内发育迟缓、死胎死产、子代内分泌及神经系统发育不全、智力低下等。

（3）优生优育全套：包括风疹 IgG 抗体、单纯疱疹 Ⅰ 型 – IgG 抗体、单纯疱疹 Ⅱ 型 – IgG 抗体、巨细胞 IgG 抗体、弓形体 IgG 抗体、风疹 IgM 抗体、单纯疱疹 Ⅰ 型 – IgM 抗体、单纯疱疹 Ⅱ 型 – IgM 抗体、巨细胞 IgM 抗体、弓形体 IgM 抗体。可了解是否有病毒或其他感染，女性的感染可能引起胎儿感染或引起流产、早产、死胎或畸胎。

（4）其他检查：包括人类免疫缺陷病毒、宫颈人乳头瘤病毒等。

Ⅲ. 男性检查项目

（1）生殖系统常规检查：包括阴茎、睾丸、附睾、前列腺等的检查。
（2）前列腺液常规 + 培养：生殖系统感染时会影响精液质量从而导致不育。
（3）精液常规：可了解精液的质量。如发现精液常规异常，则需进行下一步检查。
（4）其他检查：主要包括内分泌检查等。

25. 备孕多久妻子没有怀孕才考虑去医院检查？

很多想要孩子的夫妇会有这么一个疑问，有的人"一次就中"，有的人备孕多年始终未孕，自己在备孕阶段并没有很快得到好消息，心里十分着急，究竟备孕多久没怀孕才考虑去医院检查呢？

一般来说，夫妻在一起生活，没有避孕并且性生活正常的前提下，如果超过一年都不能怀孕，就应该到医院进行相关的检查。

尤其是年龄超过 35 岁以上的高龄夫妇，若备孕半年没动静，更应该尽早去大医院生殖中心进行检查，找出原因，然后尽快给予治疗。

结婚多年怀不上孩子，问题究竟出在哪？怀不上孩子男女双方都有可能存在问题。

女方的因素包括输卵管因素、不排卵因素、子宫病变因素及全身性病变等。输卵管因素多数为输卵管炎症、盆腔炎症导致输卵管阻塞或者盆腔粘连，而不排卵的情况通过 B 超可以检查出来。子宫病变因素如子宫肌瘤、子宫内膜异位症等也能通过 B 超检查或者腹腔镜检查确诊。全身性病变则要根据不同症状进行有目的的检查。

男方的因素主要是少精症、弱精症及畸形精子症，部分患者甚至患有无精子症。

另外，还有少部分是不明原因的不孕不育，就是检查之后结果一切正常，此时就要根据具体情况来分析。

26. 精子 DNA 检查有哪些临床意义？

结婚多年，多次出现流产或胎停的患者，医生一般都建议男方做精子 DNA 碎片化检测。何谓精子 DNA 碎片化检测？有哪些临床意义呢？

DNA 位于精子的细胞核内，是遗传信息的载体。精子 DNA 作为遗传物质的载体，不仅与精子功能有显著相关性，而且可以影响受精卵的分裂及胚胎的发育。对于男性来说，精子 DNA 碎片化的过程反映了精子遗传物质的完整性和功能性的变化，而遗传物质完整性对于成功妊娠和子代的健康是非常重要的。

精子 DNA 碎片是指精子在形成过程中受到有害因素（如氧化应激、吸烟、高温、药物等）影响，使完整的精子 DNA 造成损伤所致，精子碎片指数指断裂的 DNA 碎片占整个精子 DNA 的比例，故该项检查又称为精子 DNA 完整性检测。精子 DNA 碎片化程度被认为是一个新的评价精液质量和预测生育能力的指标。

精子 DNA 损伤严重的患者，会导致精子的质量下降，降低自然妊娠率，降低试管婴儿和人工授精的成功率，增加流产的发生率。

Ⅰ．哪些患者需要检测 DNA 碎片指数呢？

（1）男性不育症。

（2）不良生育史（如配偶有自然流产史的男性患者）。

（3）准备做试管婴儿或以往辅助生殖未成功的患者。

（4）生殖道感染的男性患者。

（5）精索静脉曲张、隐睾的男性患者。

（6）不良生活习惯（抽烟、喝酒、桑拿等可能影响精子质量）的男性和服用某些药物或暴露于不良环境的男性患者等。

（7）备孕人群可选择性检查。

Ⅱ. 精子 DNA 碎片率的指标判定

DFI≤15% 表明精子 DNA 完整性较好；

15% < DFI < 30% 表明精子 DNA 完整性一般；

DFI≥30% 表明精子 DNA 完整性差。

27. 精液 pH 太低对生育有哪些影响？

正常的精液为弱碱性，其 pH 为 7.2~7.8，平均 7.4。精液的 pH 是影响精子活动力、精子存活率和精子代谢的重要因素，偏酸性时精子的活动力和代谢都呈直线下降。pH < 6.0，精子就会失去活力；pH = 8.4，精子活动加快，活力也会增强；pH > 9.0，精子的活动能力又会下降。

（1）精液 pH < 7.0，多见于生殖系统慢性感染性疾病、精囊机能减退、输精管阻塞、死精子症、标本污染等。

（2）精液 pH > 8.0，常见于急性感染，如精囊炎、前列腺炎、标本陈旧等。

28. 精子的生成与哪些因素有关？

精子在睾丸的曲细精管中产生，睾丸的各个组成部分及整体功能都受到下丘脑－脑垂体内分泌腺体的影响。另外，睾丸局部的自分泌、旁分泌调节机制在睾丸的生精功能调控中也起到重要的作用。睾丸精子的生成与以下因素有关。

（1）睾丸组织结构完整：精子的发生必须在睾丸间质细胞、曲细精管、血睾屏障、生精细胞等结构功能完备的基础上进行。①睾丸间质组织中最重要的细胞是睾丸间质细胞，在下丘脑－脑垂体的调节下主要合成雄性激素——睾酮。②精子生成于睾丸的曲细精管，曲细精管含有生精细胞和管周细胞及支持细胞，支持细胞可决定睾丸的最终体积和成人的精子生成数量。③血睾屏障可能具有两个重要的功能：一是隔离精子使其避免免疫系统的识别；二是提供减数分裂和精子发生的特殊环境。④生精细胞：精子发生过程起始于生精干细胞的分化，终止于成熟的精子形成。

（2）激素调控：精子发生的启动，必须有促卵泡激素和黄体生成素的

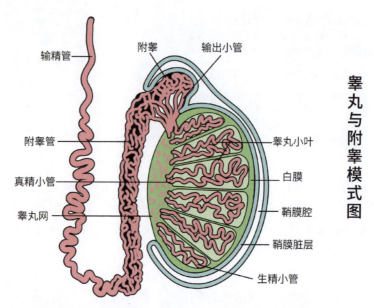

睾丸与附睾模式图

参与。促卵泡激素可直接作用于精原细胞，促使其分化和分裂，也可作用于支持细胞而影响其他生精细胞。黄体生成素是通过睾酮而起作用的，睾酮可以直接作用于支持细胞。睾酮可以促使精子发生。LH、FSH及睾酮的协同作用对维持正常生精和生精再激活必不可少。

（3）局部调控：睾丸的精子生成受到睾丸局部调节机制的影响，睾丸局部调控可分为旁分泌、自分泌和细胞内分泌。睾丸产生的局部因子对于激素活性调节可能非常重要。局部因子可以被视为调节激素活性和细胞间信号传导的物质。具有生理功能的局部调节物质首先要具备以下条件：在睾丸内合成、在活体睾丸内发挥作用。

（4）基因调控：有研究发现Y染色体上至少有6个基因对精子的产生是必需的。

（5）其他因素：精子发育成熟释放到曲细精管管腔的过程称为精子释放，而这个过程受到多种因素的影响，包括血纤维蛋白溶酶原、激素、温度、毒性物质等。

精子的产生是一个繁杂精密的过程，一环出错可能就会影响精子的质量。如缺乏营养、长期服用药物、机械性因素等都可能会影响精子产生和释放。

29. 精子排出后能长期保存吗？

常常有患者说在门诊取不出精液标本，可以回家取精后再送到医院来检查吗？医生通常是不建议患者这样做的，因为精子是很脆弱的，不可以长期保存，很多因素都会影响精子的存活和质量。

Ⅰ. 温度

一般情况下，精子保存的温度大概在37 ℃左右。高温不利于精子发育，易使精子的代谢和运动增强、消耗能量加快，从而减少精子数量、降低流动性、改变精子形态，促使精子在短时间内死亡。因此送精液标本时，在正常情况下可将标本放于腋窝下，腋窝的温度最接近37 ℃。如果精子排出体外后，放置在过低的温度环境中，那么会很快被冻死的。

Ⅱ. 时间

精子在体外环境及常温下保存时间是相当短的，而且对温度要求较高，因此，在取精后若不能及时地将标本送至检验室，则易降低精子寿命影响检查结果。一般来说，精子在37 ℃环境中可存活4～8小时。

Ⅲ. 光照和辐射

精子对光线照射十分敏感，因此，在送精液标本和处理精液时应避免阳光照射，以免影响精子存活。

影响精子存活的因素还有很多，但对于回家取精再送标本来医院检验的患者来说，这三个因素最为重要；否则稍不注意，就会导致精子死亡。因此，建议患者在医院取精，并尽快送到检验室及时检测，以免影响检验结果，延误病情。

30. 妻子反复流产是精子质量差的原因吗？

反复流产是指连续发生3次或3次以上自然流产或胚胎停育，每次流产往往发生在同一妊娠月份。代表胚胎本身可能不健康，或者是子宫的环境不利于胚胎生长，精子质量差也是胚胎停育的重要原因之一。那么除了精子质量差，还有哪些原因会导致反复流产呢？

（1）夫妻双方或受精卵的染色体有问题，这占所有胚胎停育的10%左右。

（2）不正常的子宫形态常常是反复流产的因素，占30%左右。

（3）不正常的内分泌环境，常常是反复流产的元凶，这包括黄体发育异常、甲状腺功能异常、肾上腺功能异常（血糖异常）、垂体卵巢激素异常等。

（4）有感染因素，比如弓形虫、风疹病毒等。

（5）宫腔粘连和子宫内膜炎症也逐渐受到重视。

（6）人们注意到反复流产者常有自身抗体或同种异体的抗体存在，即所谓免疫机制出现了紊乱，以致母体排斥含有外来抗原的胚胎。

（7）不良生活习惯和环境，比如吸烟、酗酒等情况，还有环境因素比如铅、甲醛或苯等化学物质接触过多，也可能引起流产。

（8）令医生和患者很纠结的是，尽管做了那么多的检查，还有一半左右的患者查不到任何原因。

31. 基因检测可以早期诊断男性不育吗？

基因检测是通过血液、其他体液或细胞对DNA进行检测的一项技术，不仅可以诊断疾病，还可以用于疾病风险的预测。男性不育的原因有很多，因此不是所有原因导致的男性不育均能通过基因检测来进行早期诊断。例如性功能障碍、后天性睾丸损伤、生殖系统感染、内分泌原因、药物性原因、精索静脉曲张、特发性不育、单纯精浆异常、梗阻性不育、免疫性不育、后天基因突变等导致的不育，是不可能通过基因检测来早期诊断的。对于先天性基因异常所引起的男性不育是可以通过基因检测来早期诊断的，例如Klinefelter综合征、XX男性综合征、XYY综合征、Noonan综合征（也称男性Turner综合征）、双侧无睾症、唯支持细胞综合征、雄激素受体缺乏、先天性5α-还原酶缺乏、先天性精囊和（或）输精管不发育等先天性不育，可以在一定程度上通过基因诊断来早期诊断。

32. 男性 Y 染色体异常会影响生育吗？

男性 Y 染色体异常，主要是因为基因突变造成的 Y 染色体微缺失，是男性不育症中居于第二位的遗传因素，其发生率仅次于克氏征。文献统计，有 12% 非梗阻性无精症、6% 严重少弱精子症男性有 Y 染色体微缺失。对于严重少精子症（精子浓度 $<5×10^6/ml$）与无精子症的患者，推荐常规检测有无 Y 染色体微缺失。Y 染色体是最小号的染色体，是决定男性之所以为男性的性别染色体，上面存在很多与精子产生和功能密切相关的基因，比如睾丸决定因子、无精子因子（azoospermia factor，AZF）等。Y 染色体是一条孤独的染色体，不像 1~22 号染色体那样可以配对重组；但这条"孤独的狼"有许多回文序列和重复序列，这些序列间发生的非等位同源重组的特点，被认为是导致 Y 染色体微缺失的主要机制。若 Y 染色体某个区域的片段发生缺失，就会引起生精障碍。目前关于 Y 染色体的微缺失，主要是指 Y 染色体 AZF 区的部分或者全部缺失。AZF 区可分为三个不同区域，即 AZFa、AZFb、AZFc 区，不同区域的缺失临床病理表现也不一样。

AZFa 区域缺失通常导致无精症和小睾丸，睾丸组织学特征是"唯支持细胞综合征"。AZFb 区域缺失同样导致无精症，但睾丸体积正常或偏小，睾丸组织学特征是"生精发育阻滞"。这两种类型的缺失目前认为均无法从睾丸中获取精子，进而可能导致男性不育。AZFc 缺失的临床和睾丸组织学表型多种多样，多数患者尚残存精子生成能力，临床特征可表现为无精子症或严重少精子症。大约 50% AZFc 缺失的无精子症患者可通过睾丸外科取精法获得精子，而达到受孕的目的。与此同时，有文献显示 Y 染色体微缺失可通过 ICSI 传递给男孩，并且可能在传递过程中出现缺失区间扩大的可能，造成子代生精障碍呈加重趋势等。因此，男性 Y 染色体微缺失会影响男性生育能力。

33. 什么时候做精液检查的结果最准确？

诊断男性不育症时，精液检查往往是必不可少的。那么什么时候做精液检查的结果最准确呢？首先精液采集前应禁欲 3~7 天，因为时间过短或过长都会影响检查结果的准确性，并且此间亦不能有手淫或遗精等现象，还有最好能在禁欲期间禁酒戒烟、禁服对生精功能有影响的药物（如棉酚、性激素类药物等）；再者最好避开身体不佳时期，如感冒、发热或熬夜后。一次精液检查结果是不能作为精子质量好坏的判断标准的，一般需要经过三次以上的精液检查，才能准确判断其精子质量情况。

三 治疗与预后

三 治疗与预后

1. 男性不育症能治好吗？

引起男性不育的因素主要包括生精障碍与精子输出障碍两个方面。具体而言有精液异常（表现为无精、弱精、少精、精子发育停滞、畸形精子症等）、性功能异常（外生殖器发育不良或勃起功能障碍、不射精、逆行射精等）、免疫因素（在男性生殖道免疫屏障被破坏的情况下，精子、精浆在体内产生抗精子抗体，使射出的精子产生凝集，而不能穿过宫颈黏液）、输精管道阻塞等。

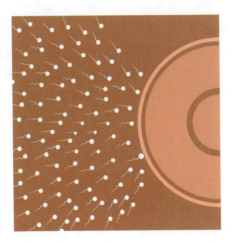

大部分男性不育症经过药物或手术治疗，都可以治愈；但若为先天因素引起的原发性无精子症，则难以治愈，常见的有以下几种。

（1）唯支持细胞综合征：由于睾丸缺乏生精细胞不能产生精子，无生精能力。

（2）两性畸形：俗称阴阳人，即由于性别分化及性腺发育异常而出现的外生殖器甚至内、外生殖器具有两性特征，或性腺与外生殖器性别相反者。

（3）先天性睾丸发育不全综合征：本病以睾丸小、曲细精管发育不良或间质细胞功能减退为病变特征，又称小睾症，属中医"天宦"范畴。

（4）Kallmann 综合征：又称低促性腺激素性性腺不良伴嗅觉障碍综合征，是常染色体显性或不完全显性遗传性疾病，属中医"天宦"范畴。

（5）特发性促性腺激素低下型功能减退症，属中医"天宦"范畴。

2. 男性不育症饮食上有哪些注意事项？

男性不育症患者可以有选择性地吃一些有利于提高精子质量的食物，常见的有以下几类。

（1）富含蛋白质类食物：蛋白质是生成精子的主要原料，应多吃富含蛋白质的食物，如瘦肉、猪脊髓、狗肉、禽蛋、麻雀肉、鱼虾、蟹、干贝、牛奶、羊奶、鸡鸭、牛羊肉等。

（2）富含精氨酸类食物：精氨酸是精子生成的主要成分。山药、鳝鱼、墨鱼、海参、核桃、花生、紫菜等均含有较多的精氨酸。

（3）富含维生素类食物：维生素对提供精子和精液的原料、促进精子的合成化生、增强附属性腺的抗感染能力、维持精子的代谢过程等都有重要作用，尤其是维生素E、维生素A还能调节睾丸功能，增强精子活力。动物肝脏、植物油、胡萝卜、西红柿、南瓜、扁豆、大枣等均含有丰富的维生素。

（4）富含微量元素类食物：微量元素与男性生殖功能关系密切，能影响精子的生成和活力。当体内微量元素缺乏或含量不足时，就会影响精子的生成与活力，锌参与睾酮的合成与运载及精子的活动与受精等。体内缺锌、锰、硒都可导致精子质量下降，应多吃鱼、虾、牡蛎、蛤、蚌、海带、蛋类及木耳、核桃、蜂蜜、大豆、红糖等含有较多微量元素的食品。

从中医角度看，根据肾藏精的理论，在食补中要多摄入补肾益精的食物，如山药、鳝鱼、银杏、海参、花生、核桃、芝麻等。有些食物能够提高性欲，增强生育能力，如枸杞、蜂王浆、蜂蜜、食用菌类、狗肉、羊肉和动物的鞭类。

除此之外，还需要注意以下一些禁忌。①不抽烟：吸烟能降低血中睾酮水平，使阴茎动脉发生粥样硬化。烟中含有损害精子的有害物质，使精子受损；②不喝酒：酒精能使睾丸萎缩和体内睾酮水平降低，从而影响精子的生成，导致不育。同时，酒精对生殖细胞的正常发育有毒害作用，大量饮酒会直接损伤精子；③不进食其他影响精子质量的食物，如棉籽油，因为其含棉酚，对精子生成有极大的破坏性，长时间食用，可使睾丸生精功能完全丧失；可乐、芹菜、猪胆等食物也会影响精子质量。此外，由于环境污染，一些重金属如铅、汞会污染到食物（海鲜就经常发现汞严重超标）。另外，长期食用被化学有毒物质污染的食物,也是引起男性生育能力降低的重要原因。

3. 治疗男性不育症要多久才能见效?

睾丸是产生精子的场所,一个精子在睾丸中从精原细胞逐渐发育成蝌蚪状的精子,需要 64~72 天的时间,从睾丸排出的精子虽已成形,但并未完全成熟,必须在通过附睾的过程中继续发育直至完全成熟,这个过程需要 19~25 天。所以,一个精子从产生到完全发育成熟需要 90 天左右。

精子的产生是一个连续不断的过程,成年男性每天都在产生精子。也就是说,在睾丸内存在着从精原细胞、精母细胞、精子细胞到成熟精子的各个阶段的生殖细胞。与此同时,在附睾中贮存有着处于不同成熟阶段的精子,甚至在更下游的输精管内,也存在着少量的成熟精子。

因此,治疗不育症时,至少需要 3 个月(即精子产生到成熟所需的时间)才会充分体现其疗效。

4. 不育症要男女同治吗?

临床中不孕不育诊疗模式一直是男女分诊分治,随着人们对不孕不育症认识的不断深入,发现男女同诊同治的必要性。一对正常育龄夫妇,在不采取任何避孕措施的情况下,一年内受孕率在 90% 以上。如果夫妇婚后同居一年而没有受孕,考虑男女双方有不孕不育的因素存在,需要男女双方同时去医院查明原因。所以在首诊男性不育症时,夫妇双方最好能同时就诊。通过了解病史和进行相关检查,明确夫妇双方是否存在共同因素。若女方也存在不孕的病理因素,则宜采取夫妇同治的诊疗措施。导致不孕症的原因有很多,女性方面有输卵管因素、卵巢因素、内分泌因素、子宫因素等。

另外,指导患者怀孕的时机,在妻子的排卵期增加性生活的次数,可以增加怀孕概率。

5. 中医能治疗男性不育症吗?

中医学对于男性不育的认识历史悠久,早在《易经系辞》中即有记载,

"男女媾精，万物化生"，说明精是生殖发育的基本物质，它对繁衍后代及人体的生长发育极为重要。《黄帝内经》称男性不育症为"无子"，其中《素问·上古天真论》记载，"丈夫八岁，肾气实，发长齿更，……八八，则齿发去"，首次提出了以"肾"为轴心的男性生殖理论，同时还对男性的生理病理特点做出了系统论述。巢元方的《诸病源候论》提出无子病由虚劳精少、精清如水而冷、精不射出等原因引发，之后历代医家对男性生殖理论进行了不断地探索和完善。中医学认为，引起男性不育的原因较为复杂，既有先天因素，又有后天因素。

男子不育以肾为本，与脾、肝关系密切。病变脏腑主要是肾、肝、脾，病理因素为气滞、湿困、瘀阻。正虚为本，邪实为标。正虚以肾、脾两脏亏虚为主，肾为先天之本，肾藏精，主生殖；脾为后天之本，乃气血生化之源。肾脾功能正常，精充血足，则男子生殖机能正常，脾肾两虚，则精血亏虚，可造成精子数量减少，活动力低下，影响受孕。邪实多为肝气郁结，脾失健运，久病入络，跌仆外伤，造成气滞、湿困、瘀阻，精室失养，从而导致精子发生畸形、凝集、活动力低下，精液液化时间延长等，进而影响女方受孕。

中医治疗讲究辨证论治，男性不育症常见肾精不足、肾阳不足、肾阴亏虚、瘀血阻滞、湿热蕴结等证型。男性不育症临床证型较多，常见多个证型兼夹，辨证多本虚标实、虚实夹杂。治疗上一般采用中、西医结合的方法。

6. 哪些生活方式能提高生育能力？

随着社会的发展，人们的生活压力越来越大，生活方式也发生了翻天覆地的变化，原来"日出而作，日落而息"的生活方式已经成为历史，现在"起早贪黑""不眠不休""熬夜""通宵""昼夜颠倒"等已经成为现代许多人的一种常态。由此男性不育症的发生也越来越多，那么哪些良好的生活方式可以提高生育能力呢？

（1）适当锻炼，提高身体素质，避免长时间骑自行车，避免长时间开车、久坐、泡热水澡或温泉，不穿牛仔裤等，避免长时间待在高温环境。

（2）戒烟酒，避免尼古丁及酒精对生精功能的影响。

（3）合理饮食，切勿过于油腻辛辣，多吃富含精氨酸、锌、钙的食物（如鳝鱼、泥鳅、墨鱼、章鱼、鸡肉、紫菜、豌豆等富含精氨酸，花生、牛肉、牡蛎、蛋黄、猪肉等富含锌，虾皮、乳产品、大豆、海带、芝麻酱等富含钙），进而提高生育能力。

（4）避免接触有毒物品（如从干洗店拿回来的衣服多晾几天后再穿，避免接触油漆、放射线、染发剂、沥青、农药等有害物质）。

（5）规律作息，避免长期熬夜或睡眠不足。

（6）规律的性生活，性生活过于频繁或禁欲太久，都会在一定程度上影响精子的质量。

（7）保持心情舒畅，过于精神紧张、焦虑或压抑，都会在一定程度上影响人体正常生理功能和精子质量，导致生育能力的下降。

7. 男性不育症有哪些中医证型？

男性不育症并非一个独立的疾病，它是由多种疾病因素、理化因素、不良生活方式等作用于男性生殖环节而引起的一种疾病现象。现代医学将导致男性不育的病因分为十多个方面，如后天获得性睾丸损伤、精索静脉曲张、男性副性腺感染、特发性少精子症、特发性弱精子症、梗阻性无精子症等。中医学认为，男性生殖功能的正常发挥是脏腑、经络、气血多系统有机协调的综合结果，所以其中任何一个系统或环节出现异常都可能导致男性不育，而多系统、多环节的异常可归纳为以下中医证型。

（1）肾阳虚衰：肾阳虚衰，生精无力。临床可见头晕目眩、面色少华、神疲乏力、阴部发凉、形寒肢冷、射精无力等，伴舌淡苔薄、脉细无力。

（2）肾阴不足：肾阴虚损，相火妄动。临床可见瘦弱乏力、腰膝酸软、心烦少寐、遗精早泄等，伴舌红少苔、脉细数。

（3）气血两虚：气血亏损，精失化源。临床常见身体虚弱、少气懒言、面色萎黄、头晕目眩、精液量少、精液稀薄等，伴舌淡苔薄、脉细无力。

（4）气滞血瘀：肝郁气滞，血脉瘀阻，疏泄失司。常见临床表现为精神抑郁、胸胁胀满、阴囊胀痛或少腹抽痛等，伴舌暗有瘀点、脉沉涩。

（5）湿热下注：肝经湿热，扰动精室。临床可见精液腥臭、阴囊潮湿、会阴部灼痛、射精疼痛、小便赤涩、尿频等，伴舌红苔黄腻、脉滑数。

8. 中医如何治疗男性不育症？

中医古代将男性不育归纳于"无子"或"无嗣"的范畴。中医治疗男性不育症是以辨证施治为纲，把人体看作一个整体，正如《医述》中"种子之方，本无定轨，因人而施，各有所宜。故凡寒者宜温，热者宜凉，滑者宜涩，虚者宜补，去其所偏，则阴阳和而生化着矣"，这充分体现了中医个性化的辨治精神。中医对男性不育症辨证论治，主要分为五型，即肾阳虚衰、肾阴不足、气血两虚、肝郁气滞、湿热下注，其对应的治法分别是肾阳虚衰者，温补肾阳；肾阴不足者，滋补肾阴；气血两虚者，补益气血；肝郁气滞者，疏肝解郁；湿热下注者，清利湿热。临床上我们往往针对男性不育症的不同病因进行辨证选方，随症加减，利用中药汤剂来治疗本病，并且疗效显著。

中医在治疗男性不育症的时候应该注意肾的重要性，大量的流行病学研究显示，肾虚证型在男性不育症出现的频率最高，且多合并其他证型同时出现；而对于中医望、闻、问、切无明确证候，而精液常规异常者，也大多从肾论治。因此，补肾法虽不是男性不育症的唯一治则，却是最重要的治法。

此外，中医治疗本病，还可配合中医针灸来治疗，如肾阳不足型，可针刺肾俞、三阴交、太溪、志室等穴；气血不足型，可针刺脾俞、胃俞、足三里、三阴交、气海、关元等穴；湿热下注型，可针刺中极、阴陵泉、足三里等穴；对于肾阳不足型者还可以运用灸法灸命门、肾俞、关元、中极等穴。

9. 哪些维生素对提高生育能力有帮助？

我们都知道男性的生育能力在孕育下一代中起着很重要的作用，但现在有不少男性的生育能力都非常堪忧，现为大家介绍到底哪些维生素对提高生育能力有帮助。

（1）维生素 C：维生素 C 的结构类似葡萄糖，是一种多羟基化合物，其分子中第 2 位及第 3 位上两个相邻的烯醇式羟基极易解离而释出 H^+，故具有酸的性质，又称抗坏血酸。维生素 C 与男性生殖能力密切相关，其作用是降低精子的凝集力，有利于精液液化。精子细胞中遗传基因 DNA 通过维生素 C 的抗氧化功能得到保护，如果遗传基因被破坏，可导致精子受精能力减弱引起不育。维生素 C 水平低下或缺乏会导致精液中精子前体增加、精子形态异常和数量下降，而供给维生素 C 能促进精子的发育和减少未成熟精子的排出。总之，维生素 C 可增加精子活动度，增加精液中成熟精子数量，以及减少精子凝集和减少未成熟精子排出。由于体内维生素 C 含量随吸烟、精神紧张、环境温度和污染等因素而减少，因此对于有生育要求的男性，供给充足的维生素 C 是非常必要的。

（2）维生素 E：维生素 E 有调节性腺和延长精子寿命的作用，通过改善血液循环，可以提高毛细血管尤其是生殖器部位毛细血管的运动性，可提高性欲、增加精子的生成。维生素 E 又被称为生育酚，本身就有促进生殖生育的作用，其次还有抗氧化作用。活性氧的高低直接影响着精子的功能。体内聚集过量的活性氧能够直接损伤精子和破坏生殖细胞，使精子和生殖细胞结构与功能发生改变，进而破坏精子 DNA 的完整性，影响精液的质量，甚至干扰受精过程，造成不育。活性氧过高已经成为影响精子结构和功能的一个主要因素，抗氧化治疗对于男性不育不可或缺。维生素 E 作为体内最主要的抗氧化剂之一，在男性不育症的治疗中得到广泛认可。补充维生素 E 不仅能够提高精子活力，还能够增加精子浓度和正常精子所占的百分比，一定浓度的维生素 E 能够通过减少活性氧过量带来的损伤，进而提升男性的生育能力。

（3）维生素 D：维生素 D 在睾丸功能的调节中扮演重要角色，睾丸组织局部产生的维生素 D 具有自分泌和旁分泌的功能，影响着生殖激素正常的合成分泌及正常的生精过程，对男性生育力有较大影响。

维生素 D 也在一定程度上影响精子质量，尤其对于精子活动力而言，维生素 D 通过不同的细胞分子调节通路，提高精子活动能力，增强精子功能，最终提高男性生育能力。

（4）叶酸和维生素 B_{12}：叶酸也叫维生素 B_9，男性睾丸中精子细胞 DNA 合成速度极快，叶酸与维生素 B_{12} 是合成 DNA 的重要物质，两者水平的变化可能影响精子的生成。男性生殖能力低下由多种因素导致，精浆是精液的无形成分，起着重要的递质作用，为精子的发育成熟提供必要的营养物质，精浆中低浓度的叶酸和维生素 B_{12} 与精子 DNA 完整性相关，叶酸和维生素 B_{12} 缺乏会增加 DNA 的脆弱性。人体许多代谢的生化过程中，叶酸和维生素 B_{12} 起着重要的作用，尤其在嘌呤、嘧啶及 DNA 的合成过程中，因叶酸或维生素 B_{12} 缺乏，即可导致 DNA 合成障碍。男性的睾丸每天产生精子，这伴随着 DNA 的快速复制与合成，叶酸或维生素 B_{12} 二者缺乏，可能会影响精子的发生，导致精液质量的下降，从而引起男性不育。因此，补充叶酸及维生素 B_{12} 是非常必要的。另外，维生素 B_{12} 还能提高精液质量，它不仅可以增加精子数量，还能提高精子活力和减少精子的 DNA 损伤；同时也可以增强男性生殖器官的功能，从而提高男性的生育能力。

（5）维生素 A：维生素 A 有助于细胞增生与生长。维生素 A 缺乏会影响雄性动物精索上皮产生精母细胞，及雌性阴道上皮周期变化也影响胎盘上皮，使胚胎形成受阻。

维生素作为一种常见的营养物质，在人体生长、代谢、发育过程中发挥着重要的作用。维生素 C、维生素 E、维生素 D、叶酸及维生素 B_{12} 对提高精子质量有一定的辅助作用，但过量服用也会产生一定的副作用，因此不可盲目服用，需在医生的指导下进行补充。

10. "男吃虾，女吃蟹"有科学依据吗？

"男虾女蟹"，这句话由来已久且在许多地方都很流行，那么为什么会有这种说法呢？它有科学依据吗？

Ⅰ. 和吃相不同有关

男人性格普遍比较率直、粗犷，在吃相上也同样如此。将赤条条的虾快速脱光其外壳，肥美的虾肉轻轻一抹就送进了嘴里，简单快捷，符合男性率直的性格。而女人则不同，心思较为细腻，在吃相上也如此，轻轻剥离，慢慢挑剔，把蟹中的丝丝肉粒都文文静静地剔出，送入口中细细咀嚼，尽显女人端庄优雅的气质，所以就有了"男虾女蟹"这种说法。

Ⅱ. 与食物属性和营养有关

虾属阳，性甘温，有壮阳之功；蟹属阴，性寒凉，有滋阴之用，故以同性补之。虾营养价值丰富，脂肪、微量元素（磷、锌、钙、铁等）和氨基酸含量甚多，还含有激素，有助于补肾壮阳。在西方，也有人用白兰地酒浸虾以壮阳。

对于"男吃虾，女吃蟹"这种说法，众说纷纭。但并不是男性多吃虾就好，女性多吃蟹就好，还要根据不同体质有所选择。虾、蟹均富含人体必需的蛋白质、无机盐、维生素等，而且味道鲜美，男女老少均可适量食用。需要注意的是，虾、蟹富含蛋白质，脾胃功能虚弱者不可多吃，以免消化不良；蟹性寒凉，体质偏寒、脾胃虚寒者、处在经期的女性和孕妇也不宜多吃。虾虽然对肾阳亏虚者有效，但阴虚阳亢者也不宜多吃。

11. 如何判断男性不育症已经治愈？

判断男性不育症是否已经治愈，最直观的方法就是男性经过系统治疗后，妻子成功受孕。根据男性不育症的病因，我们可以发现有些男性不育症是可以治愈，而有些是不可以治愈的。

对于某些疾病引起严重的睾丸生精小管的衰竭，导致曲细精管内无精子细胞或精子生成，是不可能治愈的男性不育症；再者例如睾丸明显萎缩、缺如或坏死等导致的男性不育，这些均是无法治愈的男性不育症，因此也无法判断其治疗后的预后。而对于生殖管道梗阻，经过手术治疗后解除梗阻后复通，精索静脉曲张手术治愈后复查彩超显示正常，生殖系统感染治疗后感染指标恢复正常，隐睾经手术治疗后睾丸完全下降恢复正常功能，少弱精子症经治疗后精液常规正常，等等，均可判断为不育症经治疗后有所好转，但判断是否治愈，也要看夫妇双方是否成功受孕。因此，判断男性不育症是否已经治愈，最直观的方法就是看是否成功受孕。

12. 备孕期间男性需要补充叶酸吗？

众所周知，叶酸对怀孕女性及胎儿的作用很大，充足的叶酸能够预防贫血还能促进胎盘快速增长，保证胎儿的充足营养。孕早期，尤其是怀孕前3个月，是胎儿器官系统分化、胎盘形成的关键时期，胚胎细胞的生长、分裂十分旺盛。此时，如果叶酸缺乏，则可导致胎儿严重畸形，包括视神经管畸形、无脑儿、脊柱裂等。另外，还可能引起孕早期的自然流产。

备孕的男性是否需要补充叶酸呢？备孕男性吃叶酸的作用主要体现在对精子质量的影响。美国一项最新研究显示，叶酸对男性精子的意义重大，其摄入量也可能影响到宝宝的健康水平。男人体内叶酸如果过少，会造成男性的精液中染色体过多或者过少，这种异常的精子如果和卵子结合，孕育出来的孩子很容易出现染色体缺陷疾病，比如唐氏儿，长大后患癌症的概率也会

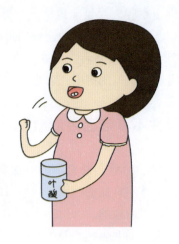

比正常人更高；而且由于现代的男性在外应酬多，吸烟喝酒免不了，这样导致很多男性精子质量较差，如果男性每天服用一些叶酸，精子异常的危险性会降低20%～30%。

近年来国内也有研究表明，低水平精浆叶酸可能破坏精子基因组完整性，很可能抑制精子发生过程，从而导致精子密度下降，因此，精浆叶酸低水平可能是造成男性不育的一个独立危险因素。

因此，对于备孕的男士，也可根据自身情况去就诊，在医生指导下适当补充叶酸。

13. 男性不育症如何就医呢？

现如今，影响男性生育能力的因素越来越多，如吸烟、酗酒、久坐、精神紧张、疾病等，导致男性不育患者数量逐年增加。那么怀疑自己患上男性不育症该如何就医呢？

Ⅰ. 保持良好心态

一般情况下，大部分男性不育症都可得到治愈。因此，要保持良好的心态，通过查阅书籍、上网学习、和医生沟通等渠道来正确地认识和了解男性不育症。不要产生焦虑、抑郁等情绪，树立战胜疾病的信心；加强和妻子的沟通与交流，争取得到妻子的支持、理解与配合。

Ⅱ. 避免盲目求医

需谨防广告的误导，治疗不孕不育的广告层出不穷，有些甚至夸大治疗效果，而且收费昂贵，治疗却不尽人意。因此，有治疗需求的患者不要盲目求医，切忌病急乱投医，以免延误甚至加重病情。

Ⅲ. 积极规范诊治

导致男性不育症的疾病很多，如内分泌疾病、生殖系统感染、精索静脉曲张、性功能障碍等。因此，需要到正规医院进行诊治，查明病因、治疗疾病，减轻患者痛苦。对于有生育需求的患者，则更需要接受正规治疗，以孕育健康的下一代。若仍不能自然受孕，还可以考虑辅助生殖技术，如试管婴儿等。

综上，男性不育症患者需保持舒畅的心情，合理安排作息时间，多和亲朋好友交流，加强身体锻炼，再配合正规的治疗。

14. 男性不育症可以通过手术治疗吗？

部分男性不育症是可以通过手术治疗解决问题的。男性不育症的手术治疗方法主要包括以下几种类型：①为了提高睾丸的生精功能，如精索静脉曲张手术、隐睾手术、睾丸移植术等；②由于输精管梗阻而导致的男性不育症，需要通过手术治疗解除梗阻，疏通输精管，如输精管附睾吻合术、输精管全层吻合术、经尿道射精管切开术、人工储精囊授精术等；③为了解除输精管梗阻外的其他某些因素导致精液不能正常排入女性阴道而引起的男性不育症，因为这些患者的生精功能正常，而性功能障碍、逆行射精或阴茎尿道发育异常等使精液不能正常射到女性阴道里，这类手术有包皮环切术、阴茎整形术、尿道成形术、膀胱颈部缝缩术、阴茎背部神经阻断术等；④通过外科手术解除全身其他器官的疾病所引起的男性不育症，如甲亢患者行甲状腺次全切除术、垂体瘤所致的高泌乳素血症患者行垂体摘除术等。

15. 提高精子质量的西药有哪些？

当精子质量较差时，单纯用中药或通过食补或者改变生活习惯往往是不够的，这时候就需要配合西药治疗。常用的药物有人绒毛膜促性腺激素、克罗米芬、左卡尼汀、睾酮、精氨酸、维生素类、锌剂等，具体药物选择及效果因人而异。

（1）HCG：对男性而言，HCG 能使垂体功能不足者的睾丸产生雄激素，促使睾丸下降和男性第二性征的发育。

（2）克罗米芬：治疗男性不育可能与促卵泡激素和黄体生成素升高及促进精子生成有关。

（3）左卡尼汀：在提高精子活力、改善附睾功能、治疗男性不育方面的疗效和安全性已得到广泛认可，目前已经成为治疗男性不育的常用药物。

（4）睾酮：用于多种男性性激素不足的状况，如隐睾症、性腺功能减退症、阳痿及男性更年期。

（5）精氨酸：用于精液分泌不足和精子缺乏引起的男性不育症。

（6）维生素类：维生素 E、维生素 C 等维生素制剂，可提高精子质量。

（7）锌剂：锌是精子代谢的必需物质，含锌药物可以提高精子活力，比如赖氨葡锌、硫酸锌糖浆等。

16. 对精子有杀伤作用的常见西药有哪些？

药物都有一定的副作用，不遵医嘱服用更容易产生不良后果。那么有哪些常见药物对精子具有杀伤作用呢？

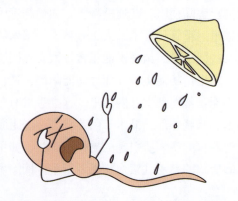

（1）治疗肿瘤的化学药物：绝大多数化疗药物都有导致男性不育的副作用，久用可导致睾丸萎缩，如环磷酰胺、甲氨蝶呤等。

（2）抗生素类：如红霉素、罗红霉素、庆大霉素等抗生素，会使睾丸细胞的有丝分裂频率减少，并杀伤精子，使存活的精子活力明显减弱。

（3）影响内分泌类药物：在男科疾病的治疗中，雄激素应用较广泛，但是长期过量的应用雄激素，会影响内分泌功能，干扰精子的生成，从而导致不育。

（4）神经精神类药物：镇定安眠药物和抗抑郁药物都会抑制男性的性欲，长久服用甚至会使性欲丧失，并使男性睾酮生成减少，引起阴茎勃起困难、不射精等病症。

当然并不是说这些药物就不可以用了，当必须使用这些药物治疗疾病时，应该在有经验的医生指导下使用，才能规避风险，发挥药物的治疗作用。并在使用这些药物3个月以上时检查精液常规，了解精子质量情况。

17. 有哪些中成药可以治疗男性不育症？

在男性不育症的治疗过程中，有许多中成药疗效不错，常见的中成药有以下几种。

（1）复方玄驹胶囊：有温肾壮阳益精的功效，适用于肾阳不足引起的神疲乏力、腰膝酸软、肢冷尿频、性欲低下、阳痿、男性不育、少弱精子症等。以腰膝酸软、畏寒怕冷、阳痿为服用本药的主症。

（2）六味地黄丸：有滋补肾阴的功效。用于肾阴不足引起的不育症，伴有腰痛腿软、手脚心热、头晕、耳鸣、遗精、滑泄、口燥咽干等症。以腰痛腿软、手脚心热、遗精为使用本药的主症。

（3）右归丸：有温补肾阳的功效。适用于肾阳不足引起的腰膝疼痛，冬天尤其怕冷、手脚不温、阳痿不举、婚久不育等症。凡腰痛、手脚不温、小便不黄的患者即可服用。

（4）锁阳固精丸：有温肾固精的功效。用于男子肾虚引起的遗精、滑精、腰腿酸软无力、四肢乏力等症。以腰痛腰酸、遗精频繁为服用本药的主症。

（5）金锁固精丸：有补肾固精止遗的功效。用于男子肾气不足、精关不固、遗精频繁等症。以腰酸、遗精、耳鸣、小便不黄为使用本品的主症。

（6）参茸卫生丸：有滋阴补肾、益气填精的功效。用于肾精亏损、气血不足引起的身体消瘦、精神萎靡、四肢无力、健忘失眠、梦遗滑精、阳痿不育等症。以身体消瘦、四肢无力、腰酸为使用本品的主症。

（7）参茸药酒：有补益肝肾的功效。用于肝肾两虚、气血不足所致的腰酸腿疼、手脚发冷、梦遗滑精、阳痿不举、婚久不育等症。以腰酸腿痛、手脚发凉为服用本品的主症。

（8）知柏地黄丸：有滋阴降火的功效。用于肾阳亏虚、相火妄动引起的骨蒸劳热、虚烦盗汗、腰背酸痛、遗精、五心烦热、口干咽痛等症。以骨蒸劳热、盗汗、口干咽痛为服用本药的主症。

（9）金匮肾气丸（桂附八味丸）：有补益肾阳的功效。适用于肾阳不足、腰膝冷痛、阳事不兴、小便不利或多尿等症。以腰膝酸软疼痛，半身以下常有冷感为服用本药的主症。

（10）人参鹿茸丸：有滋肾生精、益气补血的功效。适用于肾精亏损、气血两亏引起的精神不振、耳鸣目眩、遗精盗汗、腰腿酸软、男子不育等症。以精神不振、疲乏无力、腰腿酸软为使用本药的主症。

（11）龟龄集：有补肾助阳的功效。适用于阳气虚弱、身体怕冷、精神疲倦、阳痿遗精、婚久不育、腰膝酸软等症。凡身体怕冷、腰膝酸软、行走无力的患者都可服用。

（12）五子衍宗丸：有填精益髓、补肾助阳的功效。适用于肾精亏损引起的身体虚弱、阳痿遗精及不育等。以阳痿遗精、腰酸腿软为服用本药的主症。

18. 哪些中药能提高精子质量？

临床上治疗少精子症、弱精子症常用左卡尼汀、维生素E等，其实，许多中药也可以提高精子质量，特别是一些有补益肝肾、填充精血等作用的中药。常见的能提高精子质量的中药有以下几种。

（1）淫羊藿：淫羊藿味辛甘，性温，归肝、肾经，能补肾阳，强筋骨，祛风湿，可用于阳痿遗精、风湿痹痛等病症，还可用于肾阳亏虚的少弱精子症，可以增强精子活力，增加精子数量，刺激阴茎勃起。

（2）枸杞：枸杞是一味常见的中药，很多人喜欢用枸杞泡水来养生，枸杞归肝、肾经，味甘性平，能滋补肝肾，益精明目，可用于虚劳精亏、腰膝酸痛、眩晕耳鸣、内热消渴、血虚萎黄等病症。枸杞是一味平和的中药，可以适量长期服用，对提高精子质量有帮助。

（3）巴戟天：中医认为巴戟天有补肾、壮阳、固精的作用，巴戟天提取物可以提高精子数量及存活率，降低精子畸形率，同时可以对睾丸细微结构和超微结构的损伤进行修复。

（4）锁阳：锁阳味甘、性温，归肝、肾、大肠经，可以补肾阳，益精血，可用于肾阳不足、精血亏虚等病症，可以防止精子数量及活力下降，从而提高精子质量。

（5）菟丝子：菟丝子味甘性温，归肝、肾、脾经，有滋补肝肾、固精缩尿、安胎、明目、止泻等作用，用于阳痿遗精、遗尿尿频、腰膝酸软、目昏耳鸣、胎动不安等病症，可以促进生殖系统发育，改善精子活力，提高精子存活率。

（6）黄芪：黄芪味甘性温，归肺、脾经，能补气固表、利尿排毒、敛疮生肌，适合气虚体质且精子质量低的患者。现代研究表明，黄芪苷可以通过多种途径增强精子活力。

（7）肉苁蓉：肉苁蓉味甘酸咸，性温，归肾、大肠经，具有补肾阳、益精血、润肠道的作用，可用于肾阳亏虚、肝肾精血不足所致的少精子症、弱精子症。在治疗性功能障碍和男性不育方面，肉苁蓉是一味很常用的中药，肉苁蓉苷可以通过改善附睾微环境等方式提高精子质量。

（8）人参：人参味甘，微苦微温，归肺、脾、心、肾经，人参具有大补元气、生津安神的作用，可用于治疗一切气虚证。人参能促进性腺的发育，提高性功能，对以脾、肾气虚为主证的少、弱精子症及性功能低下均有很好的治疗作用。

19. 哪些中药有杀伤精子的作用？

有些中药可以补肝肾，益精血，增强精子活力，但有些中药则对精子具有损伤作用，在备孕期间应当注意，尽量不要使用这些中药。

（1）苦参：苦参味苦，性寒，归心、肝、胃、大肠、膀胱经，能清热燥湿，杀虫利尿。常用于湿疹、赤白带下、便血等病症，常作为外用药使用，有小毒。研究表明，苦参有较强的体外杀精作用。

（2）雷公藤：雷公藤味苦辛，性凉，有大毒，可祛风，解毒，杀虫，常用于治疗风湿性关节炎等症。雷公藤多苷可抑制睾丸的生精功能，每天服用可导致精子减少。

（3）地龙：地龙味咸，性寒，归肝、脾、膀胱经，能清热定惊，通络，平喘，利尿，常用于高热神昏、癫痫抽搐、肢体麻木、半身不遂等病症。长期口服地龙可使精子活力降低。

（4）蚤休：又名七叶一枝花、重楼，味苦，微寒，有小毒，可以清热解毒、消肿止痛，有较强的体外杀精作用。此外，大蒜、油茶籽、棉籽、猪胆汁、慈姑、土贝母、苦瓜、番木瓜、蛇床子等也有损伤精子的作用。

四 备孕知识

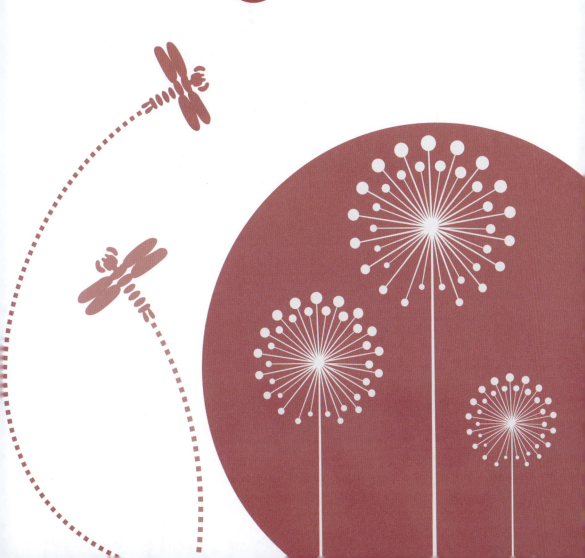

1. 备孕期间，男性要注意哪些事项？

备孕期间，男性需要注意的事项如下。

Ⅰ. 生活习惯

必须忌烟忌酒、不熬夜、规律作息、积极锻炼身体。

Ⅱ. 饮食禁忌

（1）不宜吃的食物：不宜吃芹菜，因芹菜会抑制睾酮生成，从而影响精子数量；也不宜吃豆制品，大豆中的一种黄酮物质可模仿雌激素作用而影响精子活力。

（2）宜吃的食物：①含维生素 E 的食物，如鱼肝油、芝麻油、胡麻油，可适当多吃。维生素 E 是一种强抗氧化剂，能抑制自由基的形成，提高精子质量和授精能力；②含维生素 C 的食物，新鲜蔬菜水果中如青菜、韭菜、橙子、猕猴桃等都富含维生素 C。维生素 C 是一种天然抗氧化剂，备孕期间适时补充维生素 C 有益于提高精子质量和授精能力；③含精氨酸的食物，如海鲜、牛肉、花生、核桃等，这种氨基酸是构成精子的主要成分，能提高精子功能，增加精子数量、精子活力及精液量；④多吃含锌食物，如虾、牡蛎、动物肝脏、牛奶等食物。锌是精子代谢的必需物质，能提高精子活力；⑤含硒的食物，如小麦、小米、虾子等，硒是抗氧化剂，能去除氧自由基，

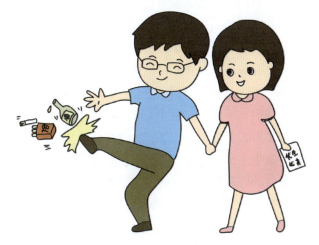

提高机体免疫力，能有效防治有毒物质（如重金属）对生殖系统的损伤；⑥含果糖的食物，如蜂蜜、水果（梨、葡萄、甜橙）等，果糖是精浆的重要组成成分，能为精子提供营养和能量。

2. 妻子分娩多久才能再次怀孕？

女性分娩后，哺乳使泌乳素水平升高从而抑制下丘脑-垂体-卵巢轴的功能，故分泌的雌激素减少，导致闭经。女性分娩之后多久可以怀孕取决于何时恢复排卵，恢复排卵的时间与个人体质、生产方式、是否哺乳及哺乳时间有关。比如，顺产并且纯母乳喂养的产妇通常在4周后就可恢复排卵，剖宫产后一般在2个月左右恢复排卵。

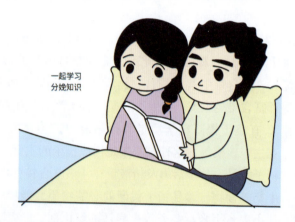

需要注意的是，有的产妇虽然没有月经来潮，但是也有可能会排卵，所以不能完全依据月经来潮与否判断是否能够怀孕。

恢复排卵之后同房且未采取避孕措施即可能怀孕，这是理论上可以再次怀孕的情况，实际上分娩后多久才能再次怀孕也是有讲究的，顺产一般产后42天左右，子宫可以恢复至正常大小，阴道裂伤及盆底松弛情况也可以恢复得差不多。但是我们并不提倡产后才1个多月就怀孕，首先生产后对产妇来说消耗了大量的体力，失去了一些必需的营养物质如铁、钙等；其次，生产后体内激素水平发生急剧的变化，激素的恢复也需要一个过程；再次，生产后来不及进行孕前的心理和身体上的准备工作，如调整身体状态及补充叶酸等；最后要说的是，如果两个小孩相隔时间较短，也会给哺乳和抚养带来不便。因此，站在优生优育的角度来说，生产后过早怀孕是不可取的。

目前比较公认的说法是，顺产半年后再怀孕比较合适。对于剖腹产的女性来说，国际指南要求两年以后才能怀孕，不过现在切口的缝合技术越来越成熟，再怀孕可以根据产妇的恢复情况适当放宽至一年。

3. 生育能力与体质强弱有关吗？

生育能力与体质强弱有很大关系，从西医的角度来讲，体质强即身体没有任何器质性的病变，代谢旺盛；从中医的角度来讲，气血充足，五脏调和，整体阴阳平衡，即为体质较强状态。随着自然环境和生活环境的改变，人类整体的生育能力正面临着巨大挑战，即使现在有体外受精、试管婴儿等医学科技手段的帮助，人类生育力也在急剧下降，因此现如今不孕症的发病率逐年上升。

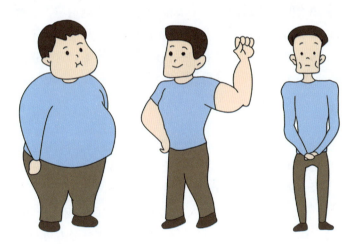

那么影响体质强弱的因素有哪些呢？

I. 年龄

古人认为，男子三八，就是 24 岁之后，女子三七，就是 21 岁之后，这个时候肾气平均，肾气开始充足了，此时开始体质强、生育能力佳。现代医学表明，女性一生中会排出 400～500 个成熟的卵细胞；男性的生育年龄虽然没有上限，然而伴随其年龄的增长，后代患有遗传病或者先天性畸形的概率也大幅上升。所以，从优生优育的角度来看，男性和女性都各自有其最佳的生育年龄。

Ⅱ. 肥胖或过瘦

多余的脂肪会影响激素生成，使怀孕更加困难。女性越胖，其卵巢功能下降越快；而太瘦的女性也会遭遇生育困难，蛋白质含量过低会导致月经失调，进而影响生育。

Ⅲ. 抽烟和饮酒

抽烟会扰乱体内激素水平并使男性和女性的 DNA 受损，哪怕只是适度抽烟或接触二手烟也会扰乱内分泌功能，导致严重的生育问题。另外，有关研究表明饮酒会增加女性卵巢衰退的风险。

Ⅳ. 生殖系统炎症

女性患阴道炎时，阴道内酸碱度发生变化，白细胞增多，这些都会妨碍精子的成活，活动力下降，不利于精子通过宫颈管，从而导致不孕。男性生殖系统炎症、精索静脉曲张、精液中存在抗精子抗体等，这些疾病都可能引起少精子症、弱精子症，甚至输精管阻塞。

Ⅴ. 熬夜

现在的年轻人对手机、电脑的依赖程度越来越高，熬夜也成了家常便饭，而熬夜正是健康最大的杀手之一。长期熬夜易导致注意力不集中，身体抵抗力迅速下降，体质变得虚弱，精液质量下降等。

上述因素都在一定程度上影响人们的体质，进而影响生育能力，因此，对于不良生活习惯一定要戒除，对于疾病要积极治疗，努力将身体调整至最佳状态。

4. 男性哪个年龄阶段最适合生育孩子？

一般而言，男性生长到"二八年龄"（16岁左右），生殖系统发育基本成熟，此时即具有生育功能，但此时的年龄阶段虽已具有生育功能，而人体其他脏腑包括生殖系统还正在继续发育并日渐成熟，直到"三八至四八年龄"（也就是24~32岁）阶段，人的身体组织器官和各项生理功能才发育成熟到鼎盛阶段。

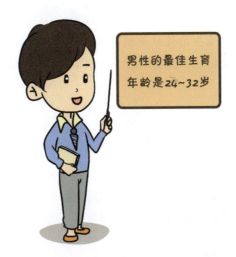

这一阶段的男性身体体能最佳,新陈代谢最旺盛,智力最敏捷,反应最迅速,基因最优良,因此24~32岁是男性最适合生育的阶段。

5. 哪些食物有利于提高精子活力?

在日常生活中,许多食物对提高精子活力都有好处,常见的有以下几类。

Ⅰ. 富含蛋白质的食物

蛋白质是产生精液和精子的主要物质原料,如瘦肉、猪脊髓、狗肉、禽蛋、麻雀肉、鱼、虾、蟹、干贝、牛奶、羊奶、鸡鸭、牛羊肉等食物都富含蛋白质。

Ⅱ. 富含精氨酸的食物

精氨酸不但是精子发育成熟所需的重要物质,还是参与精子主动获能的重要物质,如鳝鱼、海参、蟹黄、黑鱼、墨鱼、章鱼、蹄筋等都富含精氨酸,还有冻豆腐、豆腐皮、花生米、核桃、芝麻、鸽蛋、紫菜、洋葱等也富含精氨酸。

Ⅲ. 富含雄性激素的食物

雄性激素不仅可以提高精子的活力,还是维持生精功能必需的重要物质。因此，需要生育的男性可适当多吃一些含有雄性激素的食物，或有雄性激素样作用的食物，或在消化代谢过程中为雄性激素的产生提供原料的食物，如动物内脏类食物，特别是猪肝、动物睾丸，还有禽蛋、鸡冠等。

Ⅳ. 富含锌的食物

维持男性生殖功能的微量元素很多，而精子的产生及成熟所需要的微量元素中以锌元素为主，它是保证精子质量的关键。有些男性存在精子数量过少、活力下降的情况，这就是我们常说的少精子症、弱精子症。少精子症、弱精子症不仅仅需要依靠药物治疗，日常的食疗同样对治疗有帮助。富含锌的食物包括牛肉、牛奶、鸡肉、鸡肝、蛋黄、贝类、花生、谷类、豆类、马铃薯等。

Ⅴ. 富含维生素的食物

维生素 A、维生素 B、维生素 C、维生素 E 等对于提供精子和精液的原料、促使精子的合成化生、调节性腺功能、增强精子的活力、保护副性腺的抗感染能力以及维持精子的整个代谢过程都是不可缺乏的重要物质。这些维生素广泛存在于动物肝脏、植物油、绿叶蔬菜和胡萝卜、豌豆、西红柿、扁豆、莴苣、菜花、南瓜、土豆、雪里红、甘蓝、青蒜、大枣及新鲜水果中。

6. 吃药后多久怀孕较好？

不是所有的药物都会对精子、卵子及胚胎有危害，美国将孕期用药分为 5 个危害等级（从 A 级到 E 级，危害性逐渐增加），因此，准备怀孕的准妈妈、准爸爸首先需要确定药物的致畸性才可判断能不能怀孕或者多久后才能怀孕。

A 级药物：在人类有对照组的研究中，证明对胎儿无危害。此级药物包括多种维生素、孕期维生素制剂，但不包括大剂量维生素制剂。

B 级药物：B 类药物比较安全，对母体和胎儿基本无危害；但尚无人类的系统研究，或动物实验证明有不良作用。

C 级药物：安全性目前无法确定，但是如果衡量病情确实需要时可以使用。孕期使用的药物很多属于这一级。

D 级药物：药物确实有造成胎儿异常的可能，但是在某些病情的特殊需

四 备孕知识

要下,就算是孕期使用仍然可能利大于弊。

E级药物:药物基本上不适合用于孕期,已证实对胎儿有危害,且用药的坏处明显多于可能的好处。

女性吃药后多久能要宝宝呢?正常情况下吃少许药物对怀孕是没有影响的,很多孕妇在怀孕期间生病了也得吃药,打算要宝宝和已经怀孕的人去医院开药时一定要提前给医生说明自己的情况,医生都会根据病情开一些对胎儿或者受孕影响小的药物,服用这类药物对怀孕没有影响或影响较小;但是,若吃了四环素、阿司匹林、奎宁等对胎儿影响较大的药物,建议在停药3个月后再考虑怀孕,尽量保证药物的完全排出。

男性吃药后多久能要宝宝呢?男性的精子几乎是每天都在产生,每天都在成熟,许多药物不仅可以影响精子的产生,还会影响精子的发育成熟及精子的活力。精子生成发育的全过程大概要3个月左右,因此,从优生优育的角度考虑,凡是使用了对精子质量可能有影响的药物,最好在停药3个月后再备孕。

7. 怎样过性生活才能提高妻子怀孕的概率呢?

受孕的过程需要精子和卵子在合适的环境下结合,正常男性每次射精都会排出大量的精子,但女性并不是每次性生活都能排出卵子,因此选择合适的时间是最重要的。另外,还需夫妻双方在身体上做好准备。

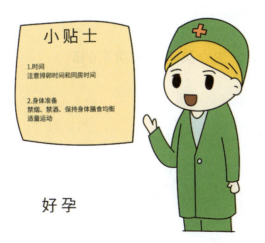

Ⅰ. 时间

女性只在排卵期才会排出卵子，且卵子从卵巢排出后通常只能存活 12~24 小时，因此对有备孕需求的夫妻，排卵期的前后几天是同房的最佳时机。对于月经周期很规律的女性，可以通过以下方法大致算出排卵的日子：估算出下一次月经来潮的日期，然后往前倒推 16 天，这就是大致排卵的日期；也可以根据女性的生理变化来大致辨别排卵期，如基础体温下降、阴道分泌出鸡蛋清样黏液等；或者可通过测排卵试纸、B 超监测排卵等方法来判断排卵期。

同时，精子在子宫颈内能存活的时间为 3~5 天，而女性排卵时间的估算并不是那么精准，因此建议夫妻最好在两次月经之间的中间时段的一周内每 2~3 天同房一次，以此确保精子的供应量，以便在卵子释放的时候及时受精。

Ⅱ. 身体准备

备孕期的夫妻双方应禁酒、禁烟，保持膳食均衡，多吃新鲜水果和蔬菜。准备怀孕的女性提前 3 个月以上每日应摄入 0.4 mg 叶酸，因为有研究显示叶酸能有效降低胎儿患脊柱裂的危险，并与降低唐氏综合征风险有关。

目前还没有证据表明同房时采用某种姿势或体位会提高受孕的概率，精子根本无须重力作用的帮助就能快速前行，关键是保证同房的频率，而且不要被怀孕的念头所困扰，在享受性爱的同时受孕才是最佳状态。

8. 生男孩、生女孩是男方决定的吗？

生男孩、生女孩受多种因素影响，从生物学角度看取决于最终进入卵子的精子究竟是 X 精子还是 Y 精子。人类的生殖细胞中，有 23 对即 46 条染色体，其中 22 对为常染色体，1 对为性染色体，女性的性染色体为 XX，基因型可用 46，XX 表示；男性的性染色为 XY，基因型为 46，XY。生殖细胞要经过两次减数分裂，23 对染色体变成 23 条，卵子所含性染色体只有 X 一种，而精子可分别含 X 或 Y 性染色体。当精子与卵子结合后，受精卵的染色体又恢复成 23 对。若含 X 染色体的精子与卵子结合，受精卵为 XX 型，发育为女胎；若含 Y 染色体的精子与卵子结合，受精卵为 XY 型，发育成男胎。所以，生男生女取决于进入卵子的精子究竟是 X 精子还是 Y 精子。

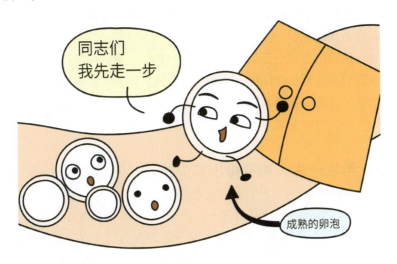

9. 生双胞胎是男方决定的吗？

双胞胎可分为同卵双胞胎和异卵双胞胎。同卵双胞胎，生出来的两个宝宝长得几乎一模一样，这是因为一个受精卵在发育初期分裂成两个胚胎，而形成双胞胎，其细胞核内的 DNA 是完全相同的。异卵双胞胎，生出来的宝宝长得不一样、性别也可能不同，这是由于母亲排卵时同时排出两颗或多颗卵子，且有两颗卵子同时受精，产生两个受精卵各自发育成个体，各自的 DNA 有很大的不同。异卵双胞胎与家族遗传（尤其是母系遗传）、人种、母亲年龄较大者、生产次数较多者有关，而同卵双胞胎则与上述原因无关，纯属偶然发生。可见，是否是双胞胎，主要由女性决定。其原因有两个：①女

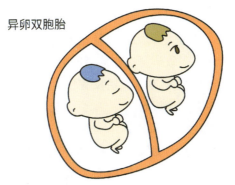

性超数排卵，一次排出了两颗或多颗卵子（正常情况下一次排一颗），同时受精而形成双胞胎或多胞胎；②受精卵早期分裂时，纵向裂开成两半，形成两个胚胎而出现双胞胎。

虽然双胞胎出生完全是偶然的事情，但是同一家族中往往会一次又一次地出现双胞胎。这种女性体内会携带一种基因，使其在排卵期产生的卵细胞加倍。虽然男性携带这种基因可能不会让他生出双胞胎，但他可以把这种基因遗传给女儿，因此未来当上双胞胎的外公还是有可能的。

10. 男性一生大约要排出多少精液？

睾丸是男性重要的生殖器官之一，由 200～300 个睾丸小叶组成，每个睾丸小叶又由 1～4 条曲细精管组成。精子在睾丸内的发育过程大约需要 64 天，但此时的精子并非已经发育成熟，它还必须在附睾中停留 2～3 周才能发育成真正具备运动能力和授精能力的成熟精子。所以，一个精原细胞发育为成熟的精子需要 90 天左右，这也是为什么药物治疗无精子症或少精子症的疗程至少是 3 个月的原因。

附睾尾部是贮存成熟精子的场所，精子在其中可保存 42～60 天并维持活性。精子的产生是一个连续过程，成年男性双侧睾丸重 30～40 g，每克睾丸组织一天能产生约 1000 万个精子，因此一名成年男性每天产生的精子可达数亿个。研究显示，一个男人一生平均射精次数为 4000～6000 次，平均射精速度为 45 公里/时（公交车平均速度为 40.2 公里/时），每次射精会排出 2～6 ml 精液量。按 20×10^6/mL 精子密度计算，每次排出精子总数约为 40×10^6～120×10^6 个。一个男人一生中排出精液总量约为 20000～36000 ml。

男性排精不仅能繁衍后代，还有许多其他方面的益处。

（1）提高女性生殖系统防御力：男性精液中含有精液胞浆素，这是一种抗菌物质，它能杀灭许多致病菌，如葡萄球菌、链球菌、肺炎球菌等，从而增强女性生殖系统的防御能力。长期没有性生活的女性，更容易患阴道炎、子宫内膜炎、输卵管炎等疾病。

（2）延缓男性大脑老化：日本医学研究表明，有节律的性生活能促进人体新陈代谢，在一定程度上能延缓男性大脑老化，保持记忆力。

（3）有助于缓解疼痛：性生活能刺激大脑中枢神经系统，分泌一种叫胺多酚的化学物质，这种物质能有效缓解疼痛感觉，所以民间还存在着"性爱与阿司匹林有同样功效"的说法。

（4）维护皮肤健康：适度性爱会加速人体血液循环，促进皮肤的新陈代谢，维护皮肤健康，让皮肤光洁细嫩。

11. 男性到哪个年龄就没有生育能力了？

随着我国二胎政策的开放，越来越多的家庭在寻求第二次生育机会，故如今男性生育时的平均年龄较以往明显增加。对于男性到了哪个年龄段就没有生育能力这个问题，目前尚无定论，但明确的是，男性在40岁以后，其生育能力会随着年龄的增长而走下坡路。

因为男性的生育能力与生殖系统的发育、成熟和衰老密切相关。男性青春期以后便具备了生育能力，自青年至40岁左右，生育能力最为旺盛，但随着年龄的增长，生育能力从旺盛阶段逐渐转弱。《素问·上古天真论》有云"丈夫八岁肾气实，发长齿更；二八肾气盛，天癸至，精气溢泻，阴阳和，故能有子；三八肾气平均，筋骨劲强，故真牙生而长极；四八筋骨隆盛，肌肉满壮；五八肾气衰，发堕齿槁；六八阳气衰竭于上，面焦，发鬓斑白；七八肝气衰，筋不能动，天癸竭，精少，肾藏衰，形体皆极；八八则齿发去。肾者主水，受五脏六腑之精而藏之，故五藏盛，乃能泻。今五藏皆衰，筋骨解堕，天癸尽矣。故发鬓白，身体重，行步不正，而无子耳"。这说明肾在男性生育能力中的重要地位，随着年龄的变化，肾中精气及天癸的盈亏决定着男性的生育能力。

30岁左右是男性青春发育的高峰期，也是生育能力的顶峰。随着年龄的增长精液中的精子浓度虽然仍旧很高，但是总精子数及精子的活动力明显下降，畸形精子数增加，DNA受损的精子数增加，进而影响男性的生育能力。同时，随着年龄增长，40岁之后，男性生殖器官的状态、性激素水平逐渐下降，性功能逐渐下降，也间接影响生育能力。另外，伴发的全身性疾病如高血压、高血脂、糖尿病等都会影响生育能力。

年长的男性虽然仍可能保持性能力，但精液的质量会变得较差，畸形的精子和卵子形成的胚胎比较容易引起早期流产，可能会增加后代出现自闭症及精神分裂症等病的风险，违背生育的初衷。

综上所述，男性的生育能力可以维持很长时间，个别情况甚至到90～

100岁还可以有生育能力。所以，生育能力的衰退甚至消失并无明显的年龄界限，但可以明确的是男性到40岁以后，随着年龄的增长，生育能力也会逐步下降。

12. 针灸可以治疗男性不育症吗？

近年来男性不育症的发生率呈上升趋势，这主要与环境污染、工作和生活压力过大、不良饮食习惯、作息不规律等方面因素有关。针灸治疗男性不育症有许多优势，目前有大量的实验研究及临床观察表明，针灸治疗男性不育症有较好的临床疗效，其有效率高于仅使用西药治疗。针灸治疗具有简、便、廉、验的特点，现在针灸治疗男性不育症已广泛应用于临床。

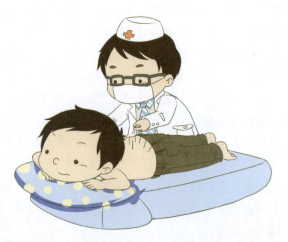

中医认为男性不育主要与肾精不足、肾阳亏虚、气血亏虚、气滞血瘀、湿热下注等因素有关，因此针灸治疗可采用补肾填精、温阳补肾、滋阴补肾、活血化瘀、清热利湿、补益气血等方法，可选择任脉、督脉、足太阴脾经、足阳明胃经、足厥阴肝经、足少阴肾经上的穴位，常用穴位有三阴交、中极、气海、关元、次髎、太溪、命门、肾俞、足三里等，针刺手法多种多样，应根据患者的病情进行辨证选穴，辨证施治，综合调理，还可以针药结合，除针刺外，还可用灸法、电针、温针、穴位注射、穴位埋线、穴位挑治、耳针、头针等。

现代研究表明，针灸治疗可明显改善精液质量，且针灸治疗无明显毒副作用，还可增强机体免疫力，改善局部血液循环。如果配合其他疗法，加上

四 备孕知识

适当运动、合理的饮食调理、改变不良生活习惯，可以进一步提高男性不育症的治疗效果。

13. 按摩哪些穴位有利于提高生精功能？

经常按摩一些补肾填精的穴位有助于提高生精能力，一般多选择任脉、督脉、足太阴脾经、足阳明胃经、足厥阴肝经、足少阴肾经上的穴位，常用穴位有三阴交、气海、关元、中极、命门、肾俞、足三里等。以下是一些常用穴位的定位。

气海：在下腹部，脐中下1.5寸，前正中线上。

关元：在下腹部，脐中下3寸，前正中线上。

中极：在下腹部，脐中下4寸，前正中线上。

肾俞：在脊柱区，第2腰椎棘突下，后正中线旁开1.5寸。

足三里：简便取穴法为正坐屈膝，于外膝眼直下3寸，距离胫骨前嵴外一横指处取穴。

血海：在股前区，髌底内侧端上2寸，股内侧肌隆起处。

命门：在脊柱区，第2腰椎棘突下凹陷中，后正中线上。

腰阳关：在脊柱区，第4腰椎棘突下凹陷中，后正中线上。

阴陵泉：在小腿内侧，胫骨内侧髁下缘与胫骨内侧缘之间的凹陷中。

地机：在小腿内侧，阴陵泉下3寸，胫骨内侧缘后际。

行间：在足背，第1、第2趾间，趾蹼缘后方赤白肉际处。

三阴交：在小腿内侧，内踝尖上3寸，胫骨内侧缘后际。

（注：中医说的"寸"一般指同身寸，自己的大拇指宽度是1寸，其他四指并拢是3寸。）

我们在日常生活中，可以多按摩这些穴位，一来提高生精能力；二来也可以强身健体。

14. 穿紧身裤对生育有影响吗？

很多男性喜欢穿牛仔裤之类较为紧身且不透气的裤子，那么紧身裤对生育有影响吗？看似这两者并没有关系，其实长期穿紧身裤，对生育是有不良影响的。

睾丸的正常生理温度最好是保持在 35～36 ℃，也就是比正常人体温度低 2 ℃。正常生理状况下，人体是有调节机制的，男性的睾丸在体外，包裹着睾丸的阴囊可以通过收缩和松弛来不断调节睾丸的温度，从而将睾丸温度调节至低于人体正常温度 2 ℃。而紧身的裤子对外生殖器有一定的包裹和压力，使阴囊紧贴皮肤，影响了其收缩松弛的调节作用，导致局部散热不佳，温度明显上升。在较高的温度下，精子的产生将出现障碍，长此以往，对男性生育能力会产生不可逆的影响。

因此，需要备孕的男性，不仅仅是要注意改善饮食作息等习惯，在穿着上也应当注意，不宜选择较为紧身的裤子和内裤，建议选择宽松且透气性好的裤子。

15. 经常泡温泉会影响生育吗？

泡温泉是一件舒服惬意的休闲活动。因为泡温泉不仅可以放松身心，还可以辅助治疗和预防许多慢性疾病，如慢性关节炎、神经痛、肌肉疲劳、皮肤病、精神紧张等。但是泡温泉并不是任何人、任何时候都能泡的，还有许多注意事项，如严重心脏病、高血压、肾功能不全、性传播疾病、女子月经期均不适合泡温泉，尤其是正在备孕的男性更不适合经常泡温泉。那是为什么呢？

我们都知道，35 ℃ 是最适合精子发育和生存的环境温度。如果经常泡温泉，长时间将身体浸泡在 40 ℃ 或 40 ℃ 以上的温泉中，阴囊局部温度也会升高，过高的温度会影响睾丸的生精功能，降低精子的活力。所以说，备孕男性不适合经常泡温泉，也不能经常蒸桑拿或者在其他高温环境（如炼钢车间）长期工作，以免影响睾丸生精功能和精子活力。

16. 哪些职业容易引起男性不育？

现在男性不育的发病率在逐渐增高，这与生活环境、饮食习惯、生活及工作压力等许多因素都有关，其中某些职业也与不育有关，长期处于某些工作环境及工作状态下，会导致精子质量下降，进而引起不育。具体有哪些职业是不育的高发地带呢？

四 备孕知识

Ⅰ. 长期坐着工作的人

这其中就以职业司机的发病率最高，由于长期处于坐位，活动较少，会阴部受热且潮湿，这是不利于精子生存的，因此从事这类工作的人应当注意适时地起身活动，穿透气吸汗的棉质衣裤，避免长时间开车，尽量不要憋尿。

Ⅱ. 长期接触有毒有害物品的人

例如，经常接触农药、油漆的人，长期接触这些有毒有害物质，会导致睾丸曲细精管变性坏死，使睾丸能量代谢受到影响，生精功能下降，造成男性不育。因此长期处于污染环境中，总是接触农药等有毒有害物质的人，要在工作中加强职业防护，并且注意定期体检。

Ⅲ. 长期在高温环境工作的人

例如，炼钢工人、厨师等长期在高温环境下工作的人会导致睾丸局部温度升高。睾丸的适宜温度要比人体内正常温度低2 ℃（35～36 ℃），这种温度环境下，才能保证睾丸正常的生精功能；而长期高温环境不利于精子生成和精子贮存，因此这类人群应注意降低阴囊局部温度。

Ⅳ. 长期工作在高辐射环境的人

高辐射环境是指医院放射科、高压线下、大型机房、通信发射塔、变电站、计算机机房等，长期待在高辐射环境下，会损伤睾丸的生精功能，杀伤精子，甚至影响人体其他正常生理功能，降低机体免疫力。凡从事这些职业的育龄男性一定要注意避免职业暴露，做好防护工作。同时注意增强体质，加强营养。

17. 备孕期间，禁欲多久同房合适？

生活中很多备孕爸爸一旦开启备孕模式，就开始了"苦行僧"般的禁欲生活。大众普遍认为妻子排卵期到来之前要"养精蓄锐"，禁止房事，以便排卵期同房时有更多的精子射出，从而更容易怀孕，将来生出更优秀的宝宝，实际上这种想法并不科学。

在持续禁欲后，精液量和精子数量虽然会有所增加，但长期不排精，精浆得不到更新，不能更好地为精子提供能量，精子就会大量老化、畸形率增高、死亡，白细胞也会明显增多，对受孕和优生都不利。因此，想靠长时间禁欲来增加受孕概率，并不科学。受孕前夫妻不必刻意地禁欲，应该保持轻松的心情，建议备孕期间要每周排精1～2次，保持精液的新陈代谢。

众所周知，女性排卵期是受孕概率最高的时候，那如何在排卵期精准出击呢？一般情况下，精子可以在女性体内存活3～5天，而卵子一般只能存活24小时。研究表明，在排卵前2～3天开始至排卵后24小时隔日同房一次，受孕概率会大大提升。

怀孕是夫妻同房后的自然产物，很多人因为备孕很久没有怀孕而出现消极心态，排卵期同房变成"例行公事"，难以出现激情和达到性高潮。大量研究表明，焦虑会影响受孕成功率，因此备孕夫妻应当根据自身的喜好来确定同房频率，不要像完成任务一样。建议适当增加夫妻情趣，放松心情来备孕。与此同时建议准爸爸们适当运动，多进食含锌量比较多的食物，禁烟酒，避免接触高温环境，避免长时间熬夜。健康的生活方式也有利于提高精子质量，提升受孕的概率。

18. 同房后多久才能检测是否怀孕？

妊娠就是老百姓所说的怀孕，怀孕就是说精子和卵子结合成受精卵之后，在子宫体内顺利着床、生长的过程。受孕是一个复杂的生理过程，必须具备卵巢排出正常的卵子，精液正常并含有正常的精子，卵子和精子能够在输卵管内相遇并结合成为受精卵，受精卵顺利地被输送进入子宫腔，并成功着床和生长。

怀孕后发生的生理变化，主要出现停经、妊娠反应、激素水平改变、色素沉着等变化。停经是指育龄期有性生活史的健康妇女，平时月经周期规则，月经过期或停止2个月以上，是妊娠最早和最重要的症状，但并不是妊娠的特有症状。妊娠反应主要以头晕乏力、恶心呕吐、倦怠嗜睡、食欲减退、挑食、喜酸味和厌油腻等，一般到怀孕12周左右消失。激素水平变化主要以雌、孕激素水平显著增高为主，催乳素水平随妊娠的进展而上升，足月时达高峰。孕期雌、孕激素增加比较明显，有利于乳房腺管和腺泡的发育，能够增加子宫和胎盘的发育，能促进营养物质的吸收。绒毛膜促性腺激

四 备孕知识

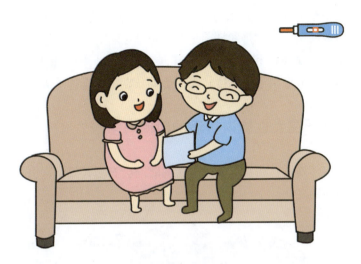

素在着床时开始产生，可以在外周血中检测到，怀孕 8～10 周达到高峰。

检测早孕的方法主要有早孕试纸测试、抽血查 HCG、彩超和基础体温测定等。早孕试纸一般在同房后 18 天或者月经推迟 7～10 天时来测定；抽血查 HCG 等检查一般为同房后 9～11 天可以检测出；彩超等检查一般为同房后 30～40 天通过是否看到一个小孕囊来判断，彩超是诊断宫内早孕正确可靠的方法。早孕可以使基础体温保持高水平达 18 天以上。

19. 连续多次同房后，精液里面会有精子吗？

经常会有患者在门诊询问，连续多次同房后，精液里面会有精子吗？通常对于有生殖能力的男士来说，连续多次同房后，射出的精液里面同样会有精子，只不过精子的浓度相对比较低。

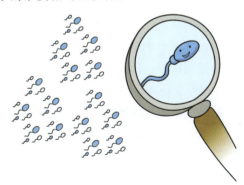

如果是备孕的夫妻，建议男方在女方排卵期前禁欲3~5天，在女方排卵期有计划地同房。女方排卵期前适当禁欲3~5天，可以充分保证A级精子（优秀精子）的浓度和数量，会提高同房受孕率。如果毫无节制地同房，一方面会降低精液中精子的浓度；另一方面长期纵欲会透支男性的身体。

20. 精子在女性体内存活的时间有多长？

精子排出体外后，在女性体内存活的时间会有多久呢？这也是备孕夫妻比较关心的问题之一。

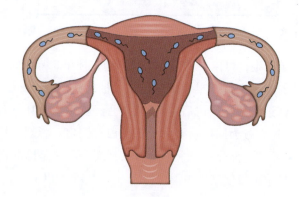

精子在女性阴道里的存活时间一般不超过8小时，正常情况下，阴道内呈酸性环境，pH 3.5~4。酸性环境有很强的抑菌和杀菌作用，包括精子，酸度越强则精子死亡越快。在阴道的酸性环境下，大部分精子进入阴道没多久就死亡了，只有在一定量碱性精液的缓冲下，才有可能使极少数生命力旺盛的精子存活下来，有机会进入子宫，进而受精成功。

在排卵期，阴道、宫颈黏液量增多、变清、外流，精子易于穿入。精子穿透宫颈黏液，是依靠酶的水解作用。胰蛋白酶和透明质酸酶能水解宫颈黏液，降低黏度，减少黏丝形成，有利于精子通过。一般情况下，性交后15分钟就能在宫颈黏液中发现精子；1小时后，精子进入内口；性交后1小时宫腔内即有精子，6小时后全是活动精子。

经过道道关卡，最终能够到达输卵管受精部位的精子也就所剩无几了；但是，精子只要进入输卵管内，就具有很强的授精能力。当然，最后仅有1~2个精子有幸能与卵子结合，其余的精子则在24~36小时内先后死亡。唯独储存在宫颈黏膜隐窝内的精子，寿命才可达2~6天，尽管如此，其授

四 备孕知识

精的能力已经基本丧失，因为精子的授精能力大多仅能维持 20 小时左右。

21. 为什么生育了第一胎，第二胎怀不上呢？

很多夫妻都很疑惑，为什么怀第一胎的时候那么顺利，而准备怀第二胎时却那么困难呢？其实有很多方面的原因，主要原因可能有下面几点。

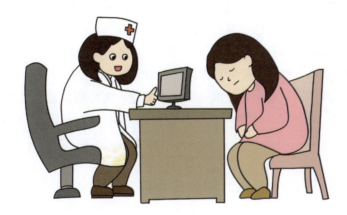

Ⅰ. 输卵管堵塞

女方由于炎症等原因造成输卵管堵塞，输卵管作为精子和卵子结合的重要通道，一旦堵塞就会阻碍精子和卵子的结合，从而导致难以怀孕。另外，当输卵管通而不畅时，还很容易引发宫外孕。

Ⅱ. 男方精子问题

男方原因在不孕不育中占比也很大，且其中最主要的原因还是精子质量问题。二胎难怀也可能是由于精子质量下降，因此备孕一段时间没怀上时，男方应该去医院做精液检查。

Ⅲ. 年龄偏大

备孕二胎的很多夫妻都需面对的一个问题就是年龄。从女性的生理特点来看，最佳的生育年龄段在 23～30 岁，30 岁以后生育能力会缓慢下降，年龄增长对女性生育能力的影响是非常大的；对于男性来说，最佳生育年龄在 30～35 岁，年龄越大精液质量也会越差。

Ⅳ. 心理压力过大

生活和工作压力过大，可导致女性长期处于忧虑、抑郁或恐惧不安的精神状态，严重者可导致月经紊乱，甚至闭经，当然也就不容易怀孕了。

Ⅴ. 不良生活习惯

比如说盲目减肥，会导致营养不均衡，微量元素缺乏，这也会影响生育能力，不正确的减肥方法还容易导致内分泌失调。另外，经常熬夜、吃垃圾食品、接触放射线和有毒物（油漆、塑料等）等，都会影响正常怀孕。

在怀二胎前，夫妻双方应该去医院做相关检查，女性应评估子宫内膜情况、卵泡发育情况、输卵管情况、激素水平等；男性应该检查精液质量等。如果"硬件"没问题，那就应该放松心情，顺其自然，二胎可能就会如约而至了。

22. 男性什么时候开始有生育能力？

现在人们都讲究优生优育，所以想要在最合适的年龄生育健康的宝宝。那么，男性从什么时候开始具有生育能力呢？

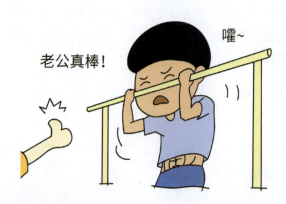

随着年龄的增长，男性一般情况下在有遗精现象发生的时候，其实就已经具备了生育能力，如《黄帝内经》说"男子二八，肾气盛，天癸至，精气溢泻，阴阳和，故能有子"。不过在青春期的时候，尽管具有了生育能力，但并不是最佳的生育时间；而25～35岁这个阶段，是比较合适的生育年龄。

四 备孕知识

男性和女性来月经一样,是在有了精子的时候具备生育能力的,不过在青春期的时候,由于身体多个方面的发育还不是很健全,还处于生长发育的阶段,心理发育也还不成熟,因此这个时候尽管有生育能力,但并不是很适合生育,所以这个时候并不建议过早地有性生活,过早地要孩子。

一般情况下,男性 25～35 岁的 10 年时间,是公认比较不错的生育阶段,这个时候精子的质量比较好,而且身体体能等各个方面也都在比较好的状态,所以这个时候精子与卵子进行结合的话,更有助于生下健康聪明的宝宝。

其实到了 35 岁以后,男性的精子仍然是有的,并且一直持续到老年阶段,可以说一生当中只要可以产生精子就可以有生育的能力,但是在 35 岁之后精子的质量就会下降,而且 35 岁之后男性在工作上比较忙碌,身体状况也在逐渐下降。特别是 40 岁之后,生育能力会有一个明显的下降,过了 55 岁精液中的死精子和畸形的精子所占比例会比较大,会影响生育甚至影响到胎儿的质量,所以建议男性不要过晚生育。

23. 备孕多久怀孕最好?

现代年轻人的思想越来越科学化,坚持优生优育,在准备要孩子前,都会提前备孕。其实有很多事如果没有人提醒,准爸爸准妈妈们是很容易因为不了解、没经验而忽视的。那么,备孕多久怀孕最好呢?我们认为 3 个月最合适。

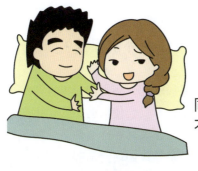

同房频率不宜过高

原因一:一个优质卵细胞的形成约需 85 天。

几乎所有人都知道,女性一个月通常只排出一个成熟的卵细胞;但是,却很少有人知道,一个成熟的卵细胞在被排出来之前,有一个非常漫长的发育过程。一个优质卵细胞的形成，则需要长达 85 天左右的生长周期。同时发育的卵细胞有很多个，最终能够被卵泡排出的却只有一个。因此，在这个漫长的筛选期，备孕的女性就需要全面地调理身体，这样才能排出最优质的卵细胞。

原因二：一个优质的精子细胞的形成约 90 天。

精子细胞，是从精原细胞先发育成精母细胞，然后再发育成一个真正意义上的精子细胞。这个逐步发育的过程，需要长达 72~90 天的时间。因此，为了拥有一个优质的精子细胞，男性备孕时，也需要提前 3 个月开始，才能培育出一个优质的精子细胞。

原因三：体内有害物质的代谢周期约 3 个月。

人体内藏着很多有害物质、毒素等，如果服用药物，人体内也会有一些药物的残留，而这些物质和药物容易影响到胎儿的正常发育；但是，人体本身是有代谢功能的。3 个月是人体代谢有害物质最长的周期。因此，若是想要宝宝发育得更健康，需要提前 3 个月开始准备。

原因四：孕前补充叶酸需 3 个月。

叶酸，是预防胎儿神经管畸形的维生素，因此，为了防止胎儿发生神经管畸形，备孕的女性需要提前补充叶酸。建议是：孕前 3 个月开始补充叶酸，直至妊娠期满 3 个月，甚至是贯穿整个孕期。除此之外，补充叶酸不仅可以预防胎儿神经管畸形，还能减小妊娠高血脂的发生概率。

由此可见，提前 3 个月备孕是最好的。提前 3 个月备孕，不仅可以将身体的状态调理至最好，还能产出优质的精子和卵子。只有做好最充分的准备，才能有最大的把握生出一个健康的宝宝。

24. 夫妻生活时如何注意外阴保洁？

越来越多的男性被男科疾病困扰，多是由于男性忽略了私处清洁。男性如果不注重自己私密处的卫生，不仅会使自己患病，也会影响女性健康。当然，无论男女都应保持外阴清洁，尤其在性交前需清洗私处，否则易引起泌尿生殖系统炎症。那么，男女私处该如何清洁呢？

Ⅰ．男性外阴保洁

（1）清洗时间：性生活前后及大小便后都需及时清洗外阴。在清洗的

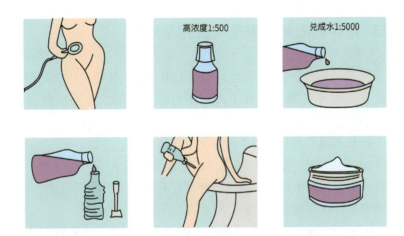

时候，宜用干净的温水，尽量不用肥皂、沐浴露等洗涤用品。

（2）清洗顺序：宜先洗生殖器官，再洗肛门。擦干的顺序与清洗顺序一致，要单独准备一块干净毛巾，切勿与洗脚毛巾混用，擦完后毛巾洗净晒干。

（3）清洗方法：洗澡时，先用手轻柔地将包皮退到龟头后，再用清水将积聚的污垢、皮脂冲刷干净。包皮长者，应上翻包皮至冠状沟处，将包皮垢一并清除。阴茎也应用清水冲洗干净。

Ⅱ. 女性外阴保洁

（1）清洗时间：女性外阴有许多皱褶、汗腺、皮脂腺及阴道分泌物积存，必须保证每天清洗一次；性交前后也应清洗私处，防止感染。

（2）清洗顺序：清洗阴部前应先洗净双手，然后从前向后依次清洗外阴、大小阴唇、肛周及肛门。

（3）清洗方式：温水淋浴是最好的清洗方式。如果无淋浴条件，可用盆清洗，但必须专盆专人专用。因塑料盆易老化引起盆壁粗糙，寄生细菌，所以最好选用比脸盆稍小的搪瓷盆或不锈钢盆。清洗时间不宜过长，以免造成二次污染。最好准备两条毛巾，一条用于擦洗外阴；另一条用于擦洗肛周及肛门。毛巾用完后应开水烫洗并晾晒。

（4）清洗产品：一般情况下，没有性生活的女性只需用温水清洗外阴即可；而已婚女性应在医师建议下使用不含酸碱性的清洗液，以免破坏阴道内环境。

25. 吃中药期间，妻子可以怀孕吗？

常言道"是药三分毒"，有些夫妇在吃中药期间怀孕了，总是担心会影响胎儿。难道吃中药期间，妻子真的不可以怀孕吗？其实这种担心不无道理。

以下疾病服用中药时，妻子最好不要怀孕。

（1）感染性疾病：如男性的急性前列腺炎、睾丸炎、膀胱炎、龟头炎等炎症性疾病在服用中药时，妻子最好不要怀孕；女性的阴道炎、宫颈炎、白带异常等炎性疾病在服中药治疗时，也是不能怀孕的。

（2）肿瘤性疾病：由于中药具有整体调理的作用，越来越多的肿瘤患者会选择服用中药调理。有些具有抑制肿瘤细胞的中药大多会有一些毒性或者活血破血的作用，如五灵脂、白矾、牛黄、麝香、蟾皮、蛇类、三棱、莪术、穿山甲、川乌等，所以不建议服药期间怀孕。

（3）活血化瘀类中药：如果吃的中药里有大量活血化瘀类药物时，也不宜怀孕，因为活血化瘀类中药有导致女性滑胎的风险，所以尽量在停药后再怀孕。

如果夫妻双方吃中药只是单纯地调理身体，或是男性提高精子质量或性功能的中药时，妻子还是可以正常怀孕的，因为这类中药的毒性往往微乎其微，不足为惧，或者可能在一定程度上还有利于妻子的受孕；再者女性吃中药调理多囊卵巢综合征等原因，也往往不会影响怀孕。

综上所述，吃中药期间，妻子是否可以怀孕不能一概而论，要区别对待，我们要根据自身的情况及中药的药理作用等方面来综合评估其对受孕的影响。

26. 吃小苏打片剂或喝碱性水真的可以提高生男孩的概率吗？

从遗传学角度来说，生男生女的基因决定权在父亲手里，简单来说，男性精子有两种，一种是Y精子，一种是X精子，当Y精子与卵子结合就会生男孩，当X精子与卵子结合就会生女孩。研究表明，X和Y两种精子有着明显的差异，X精子头大体笨，行动迟缓但有耐力，耐酸，寿命长；Y精子头小尾长，游动快，精子的存活期短，对环境适应能力差，特别在酸性环境中容易死亡。如果在向卵子游动的征途中，Y 精子占据先机，那么是男孩的可能性大。当女性生殖环境为碱性的时候，Y 精子的活跃度自然而然就会上升，加之 Y 精子本身的游动速度就比 X 精子快，所以生男孩的概率可能会在一定程度上有所增加，但也并非十拿九稳。因为人体正常的 pH 在 7.35~7.45，本身就是弱碱性，处于这种弱碱性的环境下，依旧会有女孩出生，所以吃小苏打片剂或是喝碱性水（如苏打水、柠檬水等）来调理自身体内的酸碱度，也不能说一定会生男孩，只能说是在一定程度上提高了生男孩的概率而已。人体内的正常 pH 是相对恒定的，只能在小范围内波动，因为只有维持人体内环境的稳态，才有利于我们抵御疾病，而 pH 太高或者太低都会导致身体的异常。

27. 服用"伟哥"后"中奖了"，对胎儿有影响吗？

对于很多男性同胞来说，"伟哥"并不陌生，甚至有部分男同胞还亲身体验过。"伟哥"帮助男性改善勃起，找回自信，获得更好的性爱效果。一旦服用"伟哥"后"中奖"，这个孩子是否还能继续留呢？

目前中国市场上常见的"伟哥"类药物有 3 种：万艾可、艾力达、希爱力。这类药物的化学成分是 5 型磷酸二酯酶抑制剂，服药后，在性刺激作用下，药物可以促使血液流入阴茎海绵体，增强勃起硬度。国外有学者研究表明，患者服用"伟哥"之后，其在精液中的浓度很低，很难对生育造成影响。目前还没有因为服用"伟哥"而造成畸形、流产、胎儿停止发育等的报道。

虽然目前未看到有类似对胎儿发育有影响的学术文章，但是也不能说明绝对没有影响，还是建议备孕的时候尽量不服用类似"伟哥"药物。如果服用后一不小心怀上，又想保留这个胎儿，建议定期做孕检，做好孕期排畸检查等。

五　辅助生殖技术

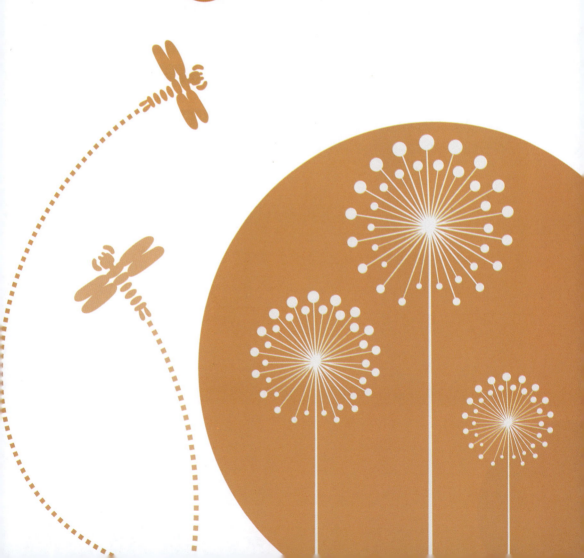

五 辅助生殖技术

1. 人工授精与试管婴儿的区别是什么？

随着科学技术的发展，人工授精和试管婴儿等辅助生殖技术的出现，给不孕不育家庭带来了福音和希望。但是人们对这两种辅助生殖技术傻傻分不清，总觉得两者是一回事。人工授精和试管婴儿统称为辅助生殖技术，但二者的操作有较大区别。

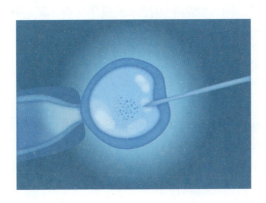

Ⅰ. 人工授精

人工授精是指采用非性交的方式将精子递送到女性生殖道中以达到使女子受孕目的的一种辅助生殖技术。操作时，首先监测女方排卵，观测到卵泡成熟后，检查子宫内膜情况，然后让男方进行精液的留取，可在实验室优选质量较好的精子，通过人工的方法把精子注入女性的生殖道内，包括阴道、宫腔、输卵管内三个途径，完成人工授精的过程。

适应证：①男性因少精、弱精、液化异常、性功能障碍、生殖器畸形等不育；②宫颈性不育；③生殖道畸形及心理因素导致性交不能等不育；④免疫性不育；⑤原因不明性不育。

Ⅱ. 试管婴儿

试管婴儿是体外受精——胚胎移植技术的俗称，是分别将卵子和精子取出后，置于培养液内使其受精，再将胚胎移植回母体子宫内继续发育成胎儿的过程。

适应证：①女性因素，如输卵管堵塞、子宫内膜异位症、排卵障碍的患者，经一般的促排卵治疗无成熟卵泡生长；②男性因素，即少精子症、弱精子症、畸形精子症、假性无精子症等；③免疫性不孕症，男方精液或女方宫颈黏液内存在抗精子抗体者；④原因不明性不孕症，通过人工授精等治疗未能妊娠者。

简单来说，人工授精相对简单，只是代替了男女双方同房的过程；试管婴儿是通过药物来促排卵，取卵，体外受精。一般来说，符合人工授精指征的患者，不需要进行试管婴儿助孕。试管婴儿对技术、人员、环境要求更高，并且费用较贵。两种辅助生殖技术的适用人群不同，医生需要对患者进行全面评估后制定治疗方案。

2. 哪些人可以考虑做试管婴儿？

试管婴儿又被称为体外受精——胚胎移植技术，是指采用人工方法让卵细胞和精子在体外受精，并进行早期胚胎发育，然后移植到母体子宫内从而达到受孕目的的一种辅助生殖技术。试管婴儿的出现帮助许多不孕不育家庭圆了生育儿女梦，但这项技术并非适用于所有不孕不育患者。那么哪些人可以考虑做试管婴儿呢？

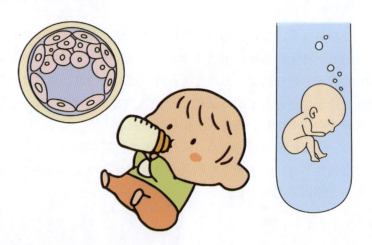

Ⅰ.男性疾病

如少精子症、弱精子症、畸形精子症、死精子症。少精子症是指生育年龄阶段男性精液中的精子数目低于正常的一种病症，正常男性每次射精精子

总数不低于 33×10^6，如果低于 33×10^6 则被视为精子数量过少；弱精子症是指至少连续 3 次精液检查所得的结果中精子总活力均小于 40%，或前向运动的精子小于 32% 的病症；畸形精子症是指正常形态精子低于 4%；死精子症是指精液中存活精子低于 58% 者。这些疾病都是导致男性不育的常见原因，通过试管婴儿技术大部分都可达到受孕的目的。

Ⅱ. 严重输卵管疾病

如患盆腔炎导致输卵管堵塞、积水，或输卵管结核而子宫内膜正常，或异位妊娠术后输卵管堵塞，输卵管发育不全等，精子与卵子相会通道被堵塞，二者结合困难，从而无法顺利形成受精卵，自然难以成功受孕。因此，建议这类女性尽早采取试管婴儿技术辅助受孕。

Ⅲ. 子宫内膜异位症

约有 50% 子宫内膜异位症（简称内异症）患者伴有不孕。内异症患者常因病变造成盆腔肿块、粘连、输卵管堵塞、卵泡发育不好或排卵障碍等因素引起不孕，习惯性流产病例中也有部分为内异症所致。

Ⅳ. 免疫性不孕症

免疫性不孕是指因免疫性因素而导致的不孕。免疫性不孕症占不孕症患者的 10%~30%，其中包含有抗精子抗体、抗子宫内膜抗体、抗卵子抗体等各类免疫性不孕。因此可以考虑选择体外受精进行受孕，该治疗方法的受孕率非常高。

Ⅴ. 原因不明性不孕症

双方均未查出与不孕有关的原因且严格按照医生的要求科学备孕，依然不能成功受孕者。现代医学尚查证不了原因的不孕情况也可考虑做试管婴儿。

3. 试管婴儿是怎么回事？

试管婴儿技术是体外受精——胚胎移植技术的俗称，它是将女方的卵子和男方的精子从体内取出，让二者在体外人工控制的环境中完成受精过程，再把胚胎移植回女性子宫继续完成妊娠的技术，而利用这项技术产下的婴儿就被称为"试管婴儿"。

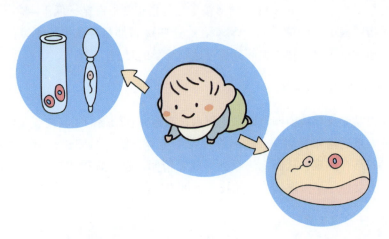

全世界对试管婴儿技术的研究已经有很长的历史了。20世纪40年代，科学家在兔子身上进行实验，并成功借腹生下了幼兔，这是世界上的第一个"试管婴儿"。1947年，英国的 Nature 杂志报道了这一实验，开启了人们对试管婴儿技术的探索之旅。1959年，美籍华人生物学家张民觉把兔子交配后回收的精子和卵子在体外受精结合，并将受精卵移植到另一只母兔的输卵管内，借腹产下了正常的幼兔。1978年7月25日，全世界第一例试管婴儿 Louis Brown 在英国诞生，此后多个国家和地区相继成功完成了试管婴儿技术的操作。我国在这方面的工作起步相对较晚，大陆地区首例试管婴儿于1988年3月10日诞生，到目前为止，国内已有上百家医疗机构能顺利开展试管婴儿项目。

第一代试管婴儿是将夫妻的卵子与精子取出，在实验室环境中，按照一定比例混合后放入培养皿，使二者受精形成胚胎，然后植入女方子宫，达到妊娠的目的。

第二代试管婴儿是在显微镜下，用一根细针将一条精子直接注入卵子内，使其受精，再将形成的胚胎植入子宫以达到妊娠的目的。

第三代试管婴儿技术是在第一代、第二代技术的基础上，从已经受精发育到6~8个细胞的胚胎中，用细针取一个细胞进行遗传学或分子遗传学筛查，将没有遗传病基因的胚胎移植到女方的子宫，达到优生的目的。

五 辅助生殖技术

4. 试管婴儿的流程是怎样的？

试管婴儿的流程大致为全面身体检查、控制性促排卵、取卵取精、体外受精、胚胎移植、补充激素及后续观察等。

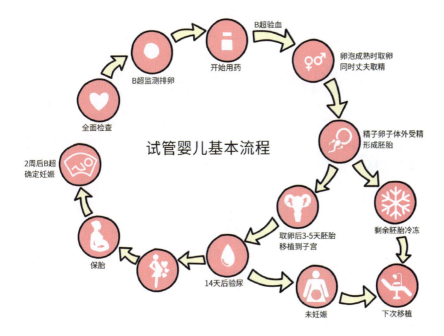

试管婴儿基本流程

Ⅰ. 全面身体检查

在做试管婴儿前男女双方都需要进行相关项目的检查，如女性需要检测性激素、尿常规、白带常规、支原体、衣原体、淋球菌、宫颈刮片、子宫与双附件彩超等；男性需要检测精液常规、支原体、衣原体、艾滋病毒、梅毒螺旋体、丙型肝炎病毒、乙肝两对半及肝、肾功能等。

Ⅱ. 控制性促排卵

控制性促排卵是指先用药物降低女性体内促卵泡激素和促黄体生成素的水平，再施以药物刺激卵巢中的卵泡生长。因为女性生理周期中一般只有一个优势卵泡，精卵结合也只能形成一个胚胎，仅移植这一个胚胎会使试管婴儿的成功率大大降低；而且女性的生理周期并非一成不变，取卵时间无法掌控，所以需要人为控制性促排卵，以达到不受自然周期的限制、获得多个健康卵子的目的，从而能提供多个胚胎以供移植，提高试管婴儿的成功率。

Ⅲ．取卵取精

控制性促排卵的过程中需利用阴道彩超监测卵泡生长情况，同时抽血检查雌激素（E_2）水平。当2～3个以上卵泡的直径>1.8 cm，且直径>1.4 cm的卵泡数量与E_2水平相当，即可注射药物催熟卵泡。待34～36小时后可在局部麻醉下，经阴道彩超引导，用取卵针吸取卵巢中的卵子。取卵当天，男方也应通过自慰方式留取精液于无菌标本杯中。

Ⅳ．体外受精

将处理后的卵子与精子放入同一培养皿中共同培养18小时，期间用显微镜观察受精情况。

Ⅴ．胚胎移植

多在受精后3～5天将胚胎移植到女方子宫内，需要根据女方的年龄、既往是否受孕及胚胎质量等因素决定胚胎移植的数量，多余胚胎可冷冻保存。因为移植管纤细、医师操作轻柔，患者不会有明显不适感，所以胚胎移植一般无须在麻醉下进行。

Ⅵ．补充激素

女性患者在取卵时多存在黄体功能不足的情况，故应给予黄体酮进行黄体支持。胚胎移植后10～14天，可通过血或尿中HCG检查确定是否妊娠，若妊娠成功，则改用HCG直到妊娠第10周。

5. 试管婴儿精子是如何筛选的？

试管婴儿是将男女双方的精子和卵子在体外共同培养，形成胚胎后才移植入女方子宫内，所以，男性精子对试管婴儿的成败有极大影响。那么，什么样的精子才符合做试管婴儿的要求呢？

精液分析结果是反映男性精子质量好坏的重要参数。成年男性的精液量一般为2～6 ml，刚射出体外的精液呈凝固状或胶状，经5～30分钟液化为

五 辅助生殖技术

稀薄状态，如果液化时间超过60分钟，则称为不完全液化，会限制精子的活动能力。精液的pH为7.2~7.8，过酸或者过碱都不利于精子的存活和功能的发挥。正常情况下，精子密度≥$20×10^6$/ml，精子总计数≥$40×10^6$，成活率≥60%，A级精子（快速直线前进）≥25%，或A级精子＋B级精子（缓慢直线前进）>50%，正常形态精子≥50%。精液内一般无红细胞，白细胞<$1×10^6$/ml，若白细胞数量增多，则提示有附睾炎、前列腺炎等生殖道炎症，会影响生育。

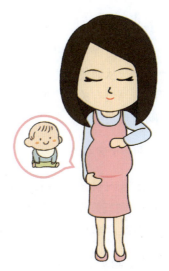

精子DNA碎片率也是进一步衡量精子质量的有效指标。精子碎片是指精子在产生过程中受到氧化应激、高温或药物等有害因素的影响，导致完整的精子DNA受损而产生的细小碎片。DNA是人类遗传信息的重要载体，位于精子细胞的胞核，如果精子DNA损伤，虽然对卵子的受精影响不大，但易使胚胎不能正常发育而导致胎停、流产等异常情况的发生，因此高精子DNA碎片率对试管婴儿的完成有负面影响。

6. 精子正常为什么做试管还是不成功？

试管婴儿技术助孕前，男女双方都需要进行相关检查，了解当前的身体状况是否能顺利完成体外受精——胚胎移植技术的操作。精液分析是男性必检项目之一，患者经常会有疑问："为什么精子正常做试管还是不成功？"这就需要我们了解可能导致试管婴儿失败的原因了。

Ⅰ. 年龄

国内外文献报道女性25~34岁试管婴儿成功率最高，成功率可超过45%；35岁以后成功率为26%~30%；40岁以上成功率在20%左右，且活产率明显下降，对优生影响也较大；超过45岁一般就不能用自己的卵子做试管婴儿，因为成功率极低，且胚胎的染色体易发生异常。

Ⅱ. 卵巢功能

卵巢对促排卵药物的反应越差，得到的卵子数量就会越少、卵子质量也会越差，从而使妊娠率降低、流产率增高。卵巢功能与年龄有关，与个体之间的差异也有关系。此外，各类卵巢手术可能会造成卵巢结构的严重损坏，影响卵巢功能。

Ⅲ. 子宫功能

子宫内膜是胚胎着床的主要场所，若促排卵周期子宫内膜厚度不足 7 mm，则妊娠率低、流产率高。此外，子宫畸形虽不影响试管婴儿的妊娠率，但流产率及早产率高，活胎分娩率低。

Ⅳ. 输卵管积水

积水中含有很多毒素，可以通过输卵管倒流入宫腔，不仅会降低子宫内膜对胚胎的接受能力，还能杀胚。

Ⅴ. 精卵质量

采用药物控制性促排卵时，若方案不合理，或未把握好时机，亦或操作医师经验不足等均会影响卵子的数量及质量。男性其他检查项目结果异常，如精子 DNA 碎片率高，提示精子质量欠佳，容易出现胚胎质量差、胚胎不着床、着床后流产等情况。

Ⅵ. 染色体

有部分原发性不孕不育或有不良妊娠史的夫妇，其染色体存在正常变异，他们虽然可以通过试管婴儿技术受孕，但失败率和流产率相对较高。

Ⅶ. 心理因素

不能正常生育给夫妻双方带来的压力可能会使人出现焦虑、紧张、担忧、抑郁等异常情绪，不能用正常平和的心态面对试管婴儿的操作过程，从而影响试管婴儿助孕的成败。

7. 试管婴儿会影响孩子将来的智力吗？

尽管几乎人人都听说过"试管婴儿"，但大多数人对试管婴儿了解并不多，因此对"试管婴儿"仍抱着好奇却又畏惧的心理。事实上，"试管婴儿"并非在试管中长大的婴儿，它是体外受精——胚胎移植技术的俗称，试管替代的是女性输卵管的作用，而并非子宫。做试管婴儿的大致流程是，将母亲的卵子与父亲的精子从体内取出，进行体外人工受精形成胚胎，再将胚胎重新移植回母亲的子宫，最后完成妊娠。所以，试管婴儿只是将原本在人体内完成的受精过程转移至体外，除此之外与自然受孕生子无任何区别。

试管婴儿存在智力缺陷，这可能是目前老百姓心中最大的误区之一，这种说法本身是没有任何科学依据的。至2016年10月止，全世界有近700万试管婴儿的成功案例，国际辅助生育技术监控委员会也并未发布任何有关试管婴儿智力缺陷的报告。智力异常的问题可能在第一代、第二代试管婴儿中偶有出现，但这并不是试管婴儿技术导致的，而是父母双方的供体本身就存有缺陷。需要做试管婴儿的男女，多数存在大龄、精子或卵子质量差、基因异常等情况。这类人群自然怀孕的成功率低、流产率高，第一代、第二代试管婴儿能帮助他们完成生育梦想，但并不能左右由精、卵共同决定的胚胎质量，也就是未来婴儿的健康，直到第三代试管婴儿出现，非常完美地弥补了这一遗憾。第三代试管婴儿增加了胚胎移植前染色体与基因筛查的步骤，这就能在早期淘汰掉染色体或基因异常的胚胎，保证婴儿的身体健康与智力正常。

六 典型医案

六 典型医案

1. 萆薢渗湿汤加减治疗精液液化不良

初诊：蔡某，男，31岁，2018年12月15日初诊。

主诉：备孕2年，其妻一直未孕。患者诉结婚2年，夫妻感情好，同居未采取避孕措施而未孕，女方检查正常。前列腺液常规：白细胞0～2/Hp；卵磷脂小体＋＋＋/Hp；性激素及甲状腺功能正常。2018年外院精液常规：液化时间＞60分钟，精液不完全液化，活动率48%，活动力a级21.7%，b级27.15%，多家医院求治，效果欠佳。就诊时见：腰酸痛，尿频，尿黄，偶感小便灼热，舌淡红，苔腻稍黄，脉细。

中医诊断：精凝，湿热蕴结证。

西医诊断：精液液化不良。

中医治以导湿下行、清热利水，方选萆薢渗湿汤加减。药物组成：萆薢20 g，黄柏6 g，牛膝15 g，苍术15 g，薏苡仁30 g，茯苓15 g，小通草6 g，泽泻10 g，滑石20 g，甘草5 g，共14剂。水煎服，每日1剂，2次分服。

复诊：服用上药14剂后，患者诉稍有早泄，勃起不理想，未诉其他不适。查体：舌淡红，苔黄，脉弦。湿热之象已减轻。

前方加减：去滑石、萆薢；加黄芪20 g，党参15 g，白术10 g，西洋参6 g。

上药共服30余剂后，复查精液常规：液化时间＜30分钟，活动率62%，活动力a级27.35%，b级31.7%，其病告愈。3个月后告知其妻子已孕。

按：精液黏稠不液化或液化延迟影响精子活动和授精能力，减缓或抑制精子通过宫颈，妨碍卵子受精，引起不孕。笔者认为，精液不液化属于"精稠""精厚""精凝"的范畴。虽然精液异常的病因病机很多，有因虚致病的，也有因实致病的，临证之时应仔细辨别其病象及病性，本病患者为饮食不节，过食肥甘厚味，损伤脾胃，导致脾胃运化失常，酿湿生热，湿热之邪蕴结精室，精热而厚，故精液黏稠如冻，久久不化，故予以萆薢渗湿汤清利湿热。萆薢渗湿汤出自《疡科心得集·补遗》，原为治疗湿热下注之臁疮而设，原方由萆薢、薏苡仁、黄柏、赤苓、丹皮、泽泻、滑石、通草组成。方中萆薢利水，分清化浊，为主药；薏苡仁利水渗湿，泽泻渗湿泄热，茯苓分利湿热，滑石清热利水通淋，通草清热利水，共为辅佐药，使下焦湿热自小便排出；再配以清热凉血、活血化瘀的丹皮，清膀胱湿热、泄肾经相火的黄柏，以加强清利湿热的效力。中医治病不拘泥于病，而重在辨证。服药14剂后患者湿热不重，后主以健脾化湿而非清利湿热，故去原方中滑石、萆薢，加入黄芪、党参、白术、西洋参等益气健脾之品。泄法中加入平补，补中有泻，泻中有补，补泻结合，使补法不滞，补而不腻，治病求本，审症求因，随症加减，故疗效显著。

2. 温阳补肾汤治疗少精子症

初诊：王某，男，31岁，2019年4月13日初诊。诉其结婚2年多，妻子怀孕2次均自然流产。一直以来夫妻双方于多家医院就诊，女方各项检查结果均正常，男方检查提示"少精子症"。经人介绍特来我院门诊就诊，现患者性生活正常，稍怕冷，时有腰酸，余无特殊不适，纳寐均可，大小便均正常，舌淡，苔薄白，脉细。既往有慢性前列腺炎病史。精液常规：pH 7.4，液化时间30分钟，精子密度：10^7/ml。

中医诊断：无子（肾阳不足证）。

西医诊断：少精子症；慢性前列腺炎。

治以温补肾阳，滋阴填精，方选温阳补肾汤加减。方药组成：枸杞子15 g，当归10 g，杜仲10 g，山药15 g，山萸肉10 g，肉桂6 g，熟地黄15 g，肉苁蓉10 g，淫羊藿10 g，黄芪20 g，西洋参6 g，菟丝子15 g，巴戟肉10 g，补骨脂15 g。共15剂，开水冲服，每日2次，每日1剂。并嘱咐患者下次完善前列腺液常规+培养。

二诊：服上药15日后，患者诉怕冷腰酸有所改善，纳寐均可，二便调。查体见舌稍红，苔薄白，脉弦细。前列腺液常规：白细胞0～2/Hp，卵磷脂小体+++/Hp。前列腺液培养：支原体（+）。处理：前方中肉桂改3 g；15剂，开水冲服，每日2次，每日1剂。并配合西药多西环素注射液及口服治疗。

三诊：服完上药后，患者诉怕冷腰酸基本消失，未见其他不适，纳寐均可，大小便均正常。舌淡红，苔薄白，脉细。处理：守前方；15剂，开水冲服，每日2次，每日1剂。并配合西药左卡尼汀口服液、维生素E（来益）软胶囊、赖氨葡锌颗粒剂口服。

四诊：服完上药15剂后，患者诉无特殊不适，纳寐可，二便均正常。

舌淡红，苔薄白，脉细。查精液常规：pH 7.3，液化时间 30 分钟，精子密度 3×10^7/ml。处理：前方加党参 15 g；15 剂，开水冲服，每日 2 次，每日 1 剂。并继续配合服用左卡尼汀等西药。同时叮嘱患者注意适当锻炼，均衡饮食，不吃芹菜，适当提高性生活频率，特别是在排卵期增加同房频率。

一年半后，患者因身体疲惫，精神不振，又来求治，高兴地说已经有一个宝贝女儿了，并称赞笔者为"送子神医"。

按：少精子症是指精液中的精子数量低于正常值。近年来，由于环境、激素类药物的污染和其他有毒因素的影响，人类精子质量也在呈逐年下降的趋势。少精子症已经成为男性不育的主要原因之一。少精子症属中医"无子""无嗣"范畴。中医认为肾为先天之本，主"藏精"。故《素问·六节藏象论》中曰："肾者，主蛰，封藏之本，精之处也。"精子的生成和有无，关键在于肾阴，而精子活力的强弱则在于肾阳的盛衰。朱丹溪曾云"有精虚精弱不能成胎者"，所以补肾填精是治疗无子的关键所在。

温阳补肾汤是笔者多年在临床上针对肾阳不足患者所创立的一个基本经验方，可用于治疗肾阳不足型的阳痿、遗精、少精子症等。主要药物组成为熟地黄、淫羊藿、肉苁蓉、菟丝子、杜仲、枸杞子、当归、西洋参、黄芪、山茱萸、山药、肉桂、甘草。方中淫羊藿、肉苁蓉甘温补肾阳之虚，肉桂温壮元阳，补命门之火，三药相辅相成，温补肾之元阳，共为君药；熟地黄、山药滋补肾精，菟丝子、杜仲补益肝肾，山萸肉、枸杞补益肝脾之精，共为臣药；君臣相使为用，"阴中求阳"得以生化无穷。黄芪补气以助升阳，西洋参补益以助养阴，当归养血和血以助填精，共为佐药，以助阴阳气血之调和，防滋腻阻滞化湿。甘草调和诸药，为使药。全方合用，共奏温补肾阳、养阴填精之功效。

此案例首诊根据患者的症、舌、脉象，辨证为肾阳不足型的少精子症，处方予以温阳补肾汤加减，为了加强原方补肾温阳之功效，故添加了巴戟肉、补骨脂两味药；二诊时，患者服药后，未见特殊不适，但舌稍红，考虑温性药物过于温补，故在前方基础上肉桂减半，其余药物不变，继续加强温阳补肾、滋阴填精的功效，同时根据前列腺液培养结果积极抗炎治疗，消除炎症对精子质量的影响；三诊时，服药后，患者无不适，舌、脉象均正常，故守前方继续服用，并配合西药来提高精子质量和抗氧化治疗，缩短治疗周期，提高疗效；四诊时，考虑患者已经服药一个半月，而精子密度也有明显好转，考虑滋补药物碍胃伤脾，故在前方基础上增加党参来健脾养胃以固后天，并继续服用西药一个疗程，来巩固疗效。纵观诊疗经过，可见医者抓住主要病机特点，注重温阳为主、滋阴为辅、阴阳双补，进而达到阴阳平衡以化生万物。

3. 养阴补肾汤治疗弱精子症

初诊：王某，男，32 岁，2017 年 10 月 12 日初诊，因不孕不育前来就诊，主诉和妻子结婚 2 年来，性生活基本正常，从未采取避孕措施，妻子一直未怀孕，女方各项检查均正常，因此到男科来求治。王某诉性生活后偶有腰酸隐痛，阴茎勃起不满意，口稍干，大便可，饮食正常，多梦易醒。查其舌脉，舌质偏红，苔少，脉细稍数。精液常规检查结果显示：a 级精子 8.6%，b 级精子 14.5%，精子存活率为 27%。笔者认为该患者为弱精子症，属中医肾阴不足型，以滋阴补肾为治法，方以养阴补肾汤加减。方药组成：山药 15 g，生地黄 15 g，山茱萸 10 g，枸杞 15 g，牛膝 10 g，杜仲 15 g，菟丝子 10 g，西洋参 6 g，女贞子 15 g，黄芪 20 g，淫羊藿 10 g，当归 10 g，续断 15 g，煅龙骨 30 g，煅牡蛎 30 g，珍珠母 30 g，丹皮 10 g，甘草 6 g。予共 15 剂内服，每日 1 剂，水煎，早、晚各服用一次。配合西药左卡尼汀口服液、维生素 E 和赖氨葡锌颗粒口服，嘱其禁食芹菜，作息要有规律，性生活宜适当节制，加强身体锻炼等。

复诊：半个月后复诊，患者诉性生活后腰膝软痛减轻，阴茎勃起不坚，口干缓解，大便可，饮食可，睡眠仍偶有多梦易醒，舌质偏红，苔薄白，脉细稍数。笔者予以前方并配合西药继续服用 15 天。

三诊：患者第三次复诊时很高兴，诉近期来性生活后未出现腰膝软痛感，睡眠大大改善，但阴茎勃起仍不理想，查其舌脉，舌稍红，苔薄白，脉细。这次复诊将方药稍做调整，前方去煅龙骨、煅牡蛎、珍珠母、丹皮，菟丝子改 15 g。因患者要出差，此次开中药 30 剂，配合西药继续服用 1 个月。

患者连续调理 3 个月后，症状基本消失，无特殊不适，复查其精液常规：a 级精子 41.1%，b 级精子 20.8%，精子存活率为 71.4%。嘱其暂停中药内服，可继续口服西药，且服用西药期间可以受孕。半年后微信随访，被告知该患者妻子已成功自然怀孕，期待其产子的好消息。

按：肾为先天之本，主发育和生殖，肾脏精气的盛衰直接决定人体的生长、发育，亦直接影响性功能和生殖功能。患者因房劳频繁、手淫过度加上饮食不节、工作辛劳等因素，致使肾精耗伤，肾阴亏虚，故精弱而无子。初诊时根据其腰膝软痛、阴茎勃起不满意、口稍干、多梦易醒等症状及舌象脉象，辨证为肾阴不足型，治以养阴补肾，方以养阴补肾汤加减。方中牛膝、枸杞、菟丝子、淫羊藿、杜仲、续断补肾填精，强腰膝；生地黄、山药、山茱萸、女贞子、西洋参养阴生精；黄芪、当归健脾益气；煅龙骨、煅牡蛎、珍珠母镇静安神；丹皮清热凉血；甘草调和诸药。

二诊时续服前方，加强疗效，三诊患者腰膝酸软、睡眠等症状得到明显改善，但勃起功能不理想，因此去煅龙骨、煅牡蛎、珍珠母、丹皮，增大菟丝子剂量，以增强补肾之功，改善其勃起功能。服药后，患者疗效甚佳，其妻已成功受孕。

4. 从治疗早泄到圆其二胎梦

初诊：康某，男，33岁，2018年3月24日初诊。诉其近1年内出现早泄情况，现同房时间不足2分钟，有时伴有勃起无力、尿不尽等症状，性欲下降，偶有轻微的阴囊坠胀感。患者诉自己以前性生活时间很正常，近1年才出现此症状，未曾到医院就诊。并诉自己有生二胎意愿，备孕半年，尚无结果。故来我院门诊就诊。希望先解决现在早泄问题，若能通过治疗怀上二胎更好。

笔者接诊后，嘱患者先查前列腺液常规，并把精液常规检查单开好，嘱患者次日完善精液常规检查。前列腺液常规示：白细胞1～3/Hp，卵磷脂小体+/Hp。经详细询问病史，发现患者平素易觉身体沉重，小便黄且余沥不尽，舌暗红苔黄腻，脉细涩，属于湿热夹瘀之慢性前列腺炎，日久而成早泄，因此首先当解决患者慢性前列腺炎的问题，方以前列清瘀汤加减。方药组成：草薢10 g，黄柏5 g，牛膝15 g，苍术10 g，白术10 g，山药15 g，猕猴桃根15 g，郁金10 g，败酱草10 g，土茯苓10 g，川楝子10 g，延胡索15 g，三棱15 g，莪术15 g，车前子10 g，甘草5 g。共14剂，水煎服，每日1剂，分2次服。

二诊：患者诉服药后精神状态明显好转，特别是服药第一周感觉尤其明显，尿不尽较前缓解，无明显阴囊坠胀感，期间有过两次性生活，持续3～4分钟。查体：舌暗红苔薄黄，脉细。接上次精液常规结果：a级精子18.37%，b级精子20.28%，存活率42%。守前方去川楝子，车前子改

15 g，三棱、莪术改 10 g，加菟丝子 15 g，补骨脂 15 g，共 21 剂，继续水煎服。

三诊：患者诉近期性欲有所提升，同房时间也有所延长，偶尔还是有尿不尽之感，而且睡眠质量、精神状态越来越好了。查体：舌暗红苔白腻，脉细。予以前方去三棱、莪术，加薏米 20 g，赤小豆 20 g，继服 14 剂。

此后又来复诊两次，总共服药约 70 剂，患者诉性生活持续时间已经正常了，状态好的时候恢复得和以前差不多，现在想安心准备二胎。查体：舌稍红苔薄白，脉细。笔者遂予以临床常用经验方养阴补肾汤加减，方药组成：山药 15 g，生地黄 15 g，山茱萸 10 g，枸杞子 15 g，牛膝 10 g，菟丝子 10 g，甘草 5 g，西洋参 5 g，女贞子 15 g，淫羊藿 10 g，当归 10 g，薏苡仁 10 g，茯苓 15 g，萆薢 10 g，栀子 10 g，延胡索 15 g。继服 21 剂，并予以西药提高精子质量和抗氧化治疗，嘱其进行生活调理，包括清淡饮食，忌辛辣，不吃芹菜，注意规律作息等。

又连续服用了 2 个月，后主动发来微信，说妻子成功怀上了二胎，万分感激。

按：该患者早泄是由于慢性前列腺炎迁延所致，体内湿热流注于下焦，故同时还有尿不尽感；小腹坠胀不适为下焦湿热蕴结气机阻滞，气滞则血瘀，舌质偏暗红，脉细涩，也是气血瘀滞之象。在治疗时既要清热利湿，又注重行气活血。笔者善用经验方前列清瘀汤加减治疗，清热利湿、行气活血。方中萆薢、车前子利湿去浊，黄柏善清下焦湿热，土茯苓通利除湿，苍术燥湿健脾，牛膝、猕猴桃根皆逐瘀通经、利尿通淋，郁金既行气又活血，川楝子、延胡索行气止痛，乳香、没药活血化瘀，败酱草祛瘀又兼止痛，方中诸药以行气活血之品居多，故用白术、山药健脾益气，恐苦寒药伤脾胃，全方共奏清热利湿、行气活血止痛之功。二诊时阴囊坠胀感减轻，遂去川楝子，下焦湿热仍重，车前子增加了剂量，血瘀之象稍好转，三棱、莪术减为 10 g，加菟丝子、补骨脂等益肾之品。2 个多月后，患者的主要问题为以肾阴亏虚为主，主要目标在于提高精子质量，以更好的身体状态准备二胎，故用了养阴补肾汤，并配合西药提高精子质量和抗氧化治疗。这位患者之所以能产生如此好的效果，主要是辨证准确，加上患者依从性高，坚持治疗，生活中注意自我调护，故历时不足半年既解决了早泄问题，也圆了二胎梦。

5. 治弱精症之温阳补肾汤

初诊：李某，男，31岁，2018年6月26日初诊。婚后三年未避孕而其妻未怀孕。患者自诉性生活基本正常，阴茎勃起不甚满意。三年间，其妻怀孕一次，因自然流产未能保住胎儿。遂携其妻一起求治，经妇科门诊检查，检查示女方无特殊疾病，前往我院门诊就诊。患者诉现在性生活难以持久，精冷，阴茎痿弱不坚挺，平素畏寒怕冷，手脚常年发凉，腰膝酸软，口干，喜热饮，纳尚可，夜寐较差，多梦，时有遗精，小便频数，偶有尿等待，无明显尿痛，大便尚可，查体见舌淡，苔薄，脉沉弱。

相关检查结果如下。①精液常规：a级精子为0，b级精子为0，c级精子为0，d级精子为100%，存活率为0，提示精子质量极差；②前列腺液常规：白细胞+/Hp，卵磷脂小体++/Hp，提示前列腺存在炎症；③前列腺培养：支原体阳性，考虑存在前列腺支原体感染，诊断为支原体性前列腺炎。据此，考虑患者不育可能与前列腺炎有关，笔者对其辨病为弱精子症，根据其症状表现及舌、脉象，辨证为肾阳亏虚证，中医治疗予以温阳补肾，选用临床常用经验方"温阳补肾汤"加减。具体方药：枸杞15 g，当归10 g，杜仲15 g，山药15 g，山茱萸10 g，肉桂10 g，熟地黄15 g，肉苁蓉10 g，淫羊藿10 g，黄芪15 g，西洋参10 g，菟丝子10 g，甘草10 g，补骨脂15 g。共14剂，每日1剂，水煎服，分2次温服。同时，予以多西环素针剂静滴抗感染，疗程为7日，同时口服多西环素15日。

二诊：患者诉性生活的时间较前延长，感觉性欲有所增强，早晨尤其明显。精冷症状有改善，尿频数、手足发凉等症状较前减轻，仍感腰膝酸软，偶有畏寒，无口干，夜寐一般，大便尚可。查体见舌淡，苔薄白，脉沉。辨证辨病同前，上方加首乌藤15 g，煅珍珠母20 g，加肉苁蓉15 g，黄芪20 g，共14剂，水煎服，每日1剂，分2次服。

三诊：患者诉服药后诸症好转，性生活基本满意，阴茎勃起尚可，无明显怕冷，有时有梦，小便可，食纳可。查体见舌淡红，苔薄白，脉稍沉。按前方续服14剂，水煎服，每日1剂，分2次服。并嘱患者服完抗生素后半个月做前列腺液支原体培养。

四诊：患者诉性生活基本满意，纳食可，无怕冷，小便正常，寐可。查舌淡红，苔薄白，脉缓。前列腺支原体培养（-）。查精液常规：a级精子为 10.54%，b 级精子为 28.61%，存活率为 48.7%。遂以前方去珍珠母、首乌藤，续服 14 剂，并配合左卡尼汀、维生素 E、赖氨葡锌等西药。

后又经两诊，患者自觉症状完全消失，无不适，查体见舌淡红，苔薄白，脉缓有力。查精液常规：a 级精子 31.56%，b 级精子 31.32%，存活率 73.4%。继服温阳补肾汤加减，并予以西药提高精子质量和抗氧化治疗，嘱患者注意自我调护安心备孕。3 个月后患者主动打来电话，诉其妻已成功自然怀孕，一年后随访，其妻已成功产下一健康胎儿。

按：弱精子症是指精液参数中前向运动的精子（a 级和 b 级）小于 50% 或 a 级运动的精子小于 25% 的病症，弱精子症又称精子活力低下。弱精子症，中医统称为"无子"或"无嗣"。结合症状和舌、脉象，该患者为典型的肾阳亏虚型无子，肾阳亏虚常表现为腰膝酸软，畏寒肢冷；阴囊及睾丸发凉或冷感；舌质淡苔薄白，脉沉迟或沉弦或细弱。肾藏先天之精气，为生殖之本，精藏于肾，而有赖于肾阳的温煦、气化。肾阳亏虚，则肾精气化失司，肾精难以转化为生殖之精，而致不育。阳损及阴，肾阳不足也会伤及肾阴，导致生殖之精化生乏源。

首诊陈教授以温阳补肾为重，使用温阳补肾汤，方中肉桂、肉苁蓉、淫羊藿均为温补肾阳之品，善补阳者，必于阴中求阳，故方中加入大量熟地、山茱萸等药物，滋阴以助阳长。脾为后天之本，补后天可滋先天，故方中用黄芪、山药等补脾以滋肾。此外，配合使用抗生素治疗支原体感染。二诊时患者症状已较前有所好转，但睡眠较差，遂加用首乌藤、煅珍珠母安神助眠，且患者仍有阳虚症状，遂加大了益气温阳之力。后患者症状基本改善，沿用原方，变动不大，只为巩固疗效并增强患者体质，为备孕做充足准备。最后，患者夫妻顺利生产育子，可见此诊疗思路行之有效。

6. 不射精症病案

初诊：刘某，男，30 岁，2019 年 3 月 6 日初诊，已婚。患者诉结婚已一年，每次同房时都不射精，但有遗精，女方检查无异常，曾在多家医院诊治，疗效不显，求助于我院门诊。现症见：精神不振，多汗、口干，每次房事可达 15 分钟以上，均不射精，疲惫不堪而自软，事后自遗，余未诉特别不适。查体：舌淡红稍暗，苔薄白，脉细弦。诊断为不射精症，治法：活血化瘀，通络导滞。方药：桃红四物汤加减。桃仁 10 g，红花 5 g，当归 10 g，白芍 10 g，川芎 6 g，熟地黄 10 g，路路通 10 g，丹参 15 g，沙苑子 10 g，乌梅 10 g，郁金 10 g，牛膝 10 g。共 14 剂，水煎服，每日 1 剂。嘱患者饮食宜清淡，少食辛辣助阳之品；注意生活要有规律，适当体育锻炼，不要有过多忧虑，放松心情。

复诊：服上药 14 剂后，患者诉精神较前好转，已无明显多汗、口干，同房 2 次，第二次同房时有射精，但无明显快感，房事后未有遗精。舌脉同前，予前方去白芍，丹参改 10 g，加柴胡 10 g，车前草 10 g，共 14 剂，水煎服，每日 1 剂。

三诊：诉服药患者觉精神较前大有好转，无明显出汗，勃起很满意，余无特殊不适，3 次同房均有射精感，并有快感，查体见舌淡红，苔薄白，脉稍暗，遂续服前方 14 剂。半年后回访，其妻已顺利怀孕。

按：不射精症是指阴茎能正常勃起和性交，但是不能射出精液，或是在其他情况下可射出精液，而在阴道内不射精，因此无法达到性高潮和获得性快感，并且不射精症还会引起男性不育。

正常射精是一个复杂的生理过程，是由神经系统、内分泌系统和泌尿生殖系统共同参与的复杂生理反射过程，如果该过程的任一环节发生障碍，均可导致不射精症的发生。而不射精症又有功能性、器质性病变之不同，器质性者，需外科治疗，内科治疗往往收效甚微。如何鉴别不射精症是功能性还是器质性病变在临床中显得颇为重要。笔者指出，两者的鉴别应以病史和相关检查为要点。病史中如果有遗精史或非性生活时可射精，只是在性交时不能射精，专科检查中 B 超、精囊造影、排尿期膀胱尿道造影均属正常者，即可诊断为功能性不射精症。

本例患者属功能性不射精症，同房时其阴茎勃起未得泄精直至疲软，事后自行遗精，可见其气血运行不畅。笔者观其精神较萎顿，舌淡红稍暗，苔薄白，脉细弦。辨证当属精道瘀阻证，故用桃红四物汤加益肾通窍之品以活血化瘀，通络导滞。全方中桃仁、红花、当归、丹参活血化瘀，养血和血；熟地黄、沙苑子质润而腻，为滋阴补血之要药，张介宾云，熟地"能补五脏之真阴，而又于多血之脏为重要……诸经之隐血虚者，非熟地不可"（《景岳全书》卷48），白芍、川芎疏肝解郁，调畅气机；郁金疏肝理气，解郁通络；路路通祛瘀通络；牛膝温肾通窍，并引药下行，直达病所；乌梅生津止渴，对症治疗。二诊时加用柴胡以助肝主疏泄之效，并加用车前草通下利水，引药下行。诸药合用，共奏活血化瘀、通络导滞之功，故疗效满意。

7. 治阳痿医案

初诊：盛某，男，29岁，2019年3月27日就诊，患者主诉勃起无力3年余，伴睾丸隐痛腰酸痛，曾就诊多家医院，检查结果未见明显异常，曾服西药、中药长达一年之久，疗效不显并有加重之象，经病友介绍特来我院门诊就诊，刻下可见阳痿腰酸无力，劳累加重，睾丸隐痛，小便可，无明显尿频、尿急、尿痛，大便不成形，夜寐有梦，纳食可，稍口干无口苦。舌红稍暗，苔薄白，脉细稍数。前列腺液常规：白细胞0～3/Hp，卵磷脂小体＋＋/Hp。彩超示：双侧睾丸及附睾未见明显异常；双侧精索静脉未见明显扩张。诊断为阳痿，属中医肾阴亏虚证。拟定治法：养阴益气，补精填髓。运用笔者经验方：养阴补肾汤加减。山药15 g，山茱萸15 g，枸杞子10 g，牛膝10 g，杜仲10 g，菟丝子10 g，甘草6 g，西洋参2 g，女贞子15 g，淫羊藿10 g，黄芪20 g，当归10 g，肉苁蓉15 g，延胡索15 g，续断10 g，茯苓15 g，生地15 g。共21剂，早、晚各一次，用开水冲服。嘱患者忌酒，适量户外运动，适量减轻工作、生活压力，保持乐观生活态度。

二诊：3周后患者诉勃起稍改善，仍觉睾丸隐痛，时有腰酸，纳食可，寐可，查体见舌淡红，苔薄白，脉细。遂在前方基础上，去除生地，菟丝子改15 g，续断改15 g，再加熟地10 g，补骨脂15 g。共21剂，早、晚各一次，用开水冲服。

三诊：3周后再诊时，患者诉睾丸隐痛基本消失，腰酸痛已无，勃起仍不满意，早泄，每次2～3分钟，纳食可。舌淡红，苔薄白，脉细。考虑患者心肾不交、心火偏盛，拟定治法：补肾养阴，补气活血，兼清心火。在前方基础上去当归，加丹皮10 g，栀子10 g，莲子10 g，莲心10 g。共27剂，早晚各一次，用开水冲服。

四诊：4周后患者诉勃起已有明显，早泄有改善（>3分钟），寐可，大便成形，无口干口苦，纳食可，查舌淡红，苔薄白，脉缓。遂前方去延胡索、栀子、莲子心，续服21剂。后患者未见来复诊，3个月后随访诉性功能基本正常，并表示感谢之意。

按：男子正常的性功能包括性兴奋、阴茎勃起、性交、射精和性欲高潮等过程，其中阴茎勃起是男性性功能中最重要的也是最基本的一个环节。阴茎勃起功能障碍属中医"阳痿"又称"阳事不举",《黄帝内经》认为虚劳与邪热是引起阳痿的主要病因;《诸病源候论》认为"劳伤于身肾,肾虚不能荣于阴器,故痿弱也";《重订济生方》所言"男子阴茎不起,真阳衰惫……阳事不举",多数患者伴有以痰、湿、瘀、郁等邪气,因此在治疗上主张以补肾为主,兼以清热祛湿、理气活血等法,笔者根据患者长期腰部酸软,舌红,脉细数的证候,考虑肾阴不足为主。笔者根据自己多年临床经验,针对肾阴不足的患者自拟养阴补肾汤,并对症予以加减,方有山药、山茱萸、枸杞子、牛膝、杜仲、菟丝子、甘草、西洋参、女贞子、淫羊藿、黄芪、当归、肉苁蓉、延胡索、续断、茯苓、生地。其中,山药、山茱萸、枸杞子滋补肾阴;牛膝引虚火下行;生地、西洋参清热养阴为辅助君药;杜仲、菟丝子、女贞子、续断补益肝肾,肝肾同调;黄芪补气,气阴同调;淫羊藿、肉苁蓉温补肾阳,阴阳同调;当归补血,阴血同调;茯苓健脾利湿,脾肾同调,防滋腻之品碍胃;佐以延胡索活血止痛;甘草调和诸药。全方共奏滋阴补肾、健脾养肝之功。随后每次诊治,根据患者的症状变化,随症加减,故疗效显著。

8. 治畸形精子症医案

初诊:李某,男,31岁,湖南长沙人,2019年1月30日初诊。其于2017年元旦结婚,婚后2年不育。遂至我院门诊就诊,自诉全身怕冷,腰以下为甚,性功能减退,举而不坚,时有早泄,伴乏力,精力不济,失眠多梦近2个月来,因工作压力大,上述症状加重。患者婚后2年未育,女方各项检查正常。经医院检查精液,报告如下:精子存活率63.09%;正常精子48.06%,畸形精子95.94%;精液量2 ml,不液化。来诊时畏寒,时冷,腰酸痛,乏力,失眠,性功能减退,早泄,舌淡苔白,脉沉细。

西医诊断:男性不育症(畸形精子症)。

中医诊断:不育。中医辨证:肾阳虚弱,精失所养。

治法:温肾壮阳。方药:温阳补肾汤加减。仙茅10 g,淫羊藿15 g,制附子6 g,肉桂6 g,巴戟天10 g,肉苁蓉10 g,补骨脂10 g,熟地15 g,山萸肉10 g,山药30 g,覆盆子10 g,五味子10 g,枸杞10 g,菟丝子10 g,枣仁20 g,远志10 g,炙黄芪60 g,西洋参10 g。共14剂,水煎服,每日1剂。

二诊（2019 年 2 月 13 日）：服上药后，畏寒减轻，精力改善，睡眠好转，继用上方 14 剂，水煎服，每日 1 剂。

三诊（2019 年 2 月 27 日）：服药后畏寒、肢冷继续好转，睡眠转佳，于前方减枣仁、远志，继用 14 剂，水煎服，每日 1 剂。

四诊（2019 年 3 月 13 日）：服上药后，畏寒、肢冷消失，自觉性功能较前增强。于前方减制附子，继用 14 剂，水煎服，每日 1 剂。

五诊（2019 年 3 月 27 日）：诸症悉除，精液分析报告：精液量 3 ml，精子活率上升为 84.39%；畸形精子率下降至 16.34%；液化状态由不液化转为液化。精子活率虽有改善，但仍未达标，改以 1 月 30 日方继续治疗。后又经 2 个多月调治，全部指标正常，于 6 月其妻已成功怀孕。

按：男性不育症指夫妇婚后同居 1 年以上，未采取任何避孕措施，由男方原因造成女方不孕者。据西方国家统计调查，10%～15% 育龄夫妇存在不育问题，其中男性因素大约占 50%。在中国约 10% 夫妇发生不育，其中男方因素约为 40%。虽然随着现代医学的发展，对男性不育症的治疗取得了很大进步，但中医药在治疗男性不育方面仍发挥着重要作用。

本例患者婚后不育，性功能减退，举而不坚，时有早泄，伴乏力，精力不济，检查精子活动度低下，兼精子数不足，畸形精子数多而导致不育。笔者根据现代医学检查结果结合舌脉，辨证为肾阳虚弱，精失所养。因而应用补肾生精、调补肾阳之药，使患者振奋阳气，恢复温煦功能，寒化而精动。故能在短期内使精子液化改善，精子质量提高，随症加减治疗，而能使其妻怀孕。